DEPRESSÃO NÃO É FRAQUEZA

Dr. Leandro Teles

DEPRESSÃO NÃO É FRAQUEZA

Como reconhecer, prevenir e enfrentar a doenca mais incapacitante do cérebro

Copyright © 2019 Leandro Teles
Copyright desta edição © 2019 Alaúde Editorial Ltda.

Todos os direitos reservados. Nenhuma parte desta edição pode ser utilizada ou reproduzida – em qualquer meio ou forma, seja mecânico ou eletrônico –, nem apropriada ou estocada em sistema de banco de dados sem a expressa autorização da editora.

Este livro é uma obra de consulta e esclarecimento. As informações aqui contidas têm o objetivo de complementar, e não substituir, os tratamentos ou cuidados médicos. Elas não devem ser usadas para tratar doenças graves ou solucionar problemas de saúde sem a prévia consulta a um médico ou a um nutricionista. Uma vez que mudar hábitos envolve certos riscos, nem o autor nem a editora podem ser responsabilizados por quaisquer efeitos adversos ou consequências da aplicação do conteúdo deste livro sem orientação profissional.

O texto deste livro foi fixado conforme o acordo ortográfico vigente no Brasil desde 1º de janeiro de 2009.

Edição: Bia Nunes de Sousa
Preparação: Ibraíma Dafonte Tavares
Revisão: Raquel Nakasone, Rosi Ribeiro Melo
Capa e projeto gráfico: Cesar Godoy
Ilustração de capa: Katyakratzer/iStock.com

1ª edição 2019

Dados Internacionais de Catalogação na Publicação (CIP)
(Câmara Brasileira do Livro, SP, Brasil)

Teles, Leandro
    Depressão não é fraqueza : como reconhecer, prevenir e enfrentar a doença mais incapacitante do cérebro / Dr. Leandro Teles. -- São Paulo : Alaúde Editorial, 2019.

    ISBN 978-85-7881-590-5

    1. Depressão 2. Depressão - Diagnóstico 3. Depressão - Tratamento 4. Depressão mental I. Título.

19-25569 CDD-616.8527
NLM-WM 207

Índices para catálogo sistemático:
1. Depressão : Diagnóstico e tratamento : Medicina 616.8527
Iolanda Rodrigues Biode - Bibliotecária - CRB-8/10014

2019
Alaúde Editorial Ltda.
Avenida Paulista, 1337, conjunto 11
São Paulo, SP, 01311-200
Tel.: (11) 5572-9474
www.alaude.com.br

SUMÁRIO

Apresentação 7
Depressão é doença 13
Como reconhecer a depressão 25
Os tipos de depressão 73
As causas da depressão 153
Tratamentos e técnicas de enfrentamento e prevenção 203

Considerações finais 295
Agradecimentos 301
Sugestões de leituras complementares 305
Sobre o autor 307

APRESENTAÇÃO

Olá, amigo leitor, bom te ver por aqui! Fico muito feliz com seu interesse nesta obra, não gosto de falar sozinho. Apesar do tema complicado, nossa conversa seguirá leve e em ritmo de bate-papo. Quero que as próximas páginas fluam dentro de alguns limites técnicos, mas com roupagem de um diálogo franco, como se estivéssemos sentados frente a frente em um canto confortável da sala.

O tema, ah, esse é fantástico! Escrever sobre depressão é debater muito sobre a própria natureza humana. Eis aqui um prato cheio para quem gosta de refletir sobre mente, neurociência, psicologia cotidiana, neurologia do comportamento e as relações mente-corpo e mente-mundo. Sinta-se meu convidado especial.

Sabe, apesar de estas serem as linhas iniciais do livro, eu as escrevo por último! Já tenho a obra concluída em mãos. Minha sensação atual é uma mistura de ansiedade e vontade irresistível de contar tudo o que virá — o que é um bom sinal. O livro ficou lindo, sensível e abrangente, do jeito que eu gosto, mas sou suspeito para falar isso. Tenho certeza de que você, assim como eu, sentirá seu coração palpitar e sua mente tilintar em algumas passagens. Visitaremos conceitos preciosos e novas formas de encarar questões recorrentes, conheceremos personagens e conversaremos com grandes pensadores através de citações pontuais e algumas ponderações históricas.

Meu convite, amigo leitor, é para um passeio guiado, com objetivos claros, que passe obrigatoriamente pelos principais pontos que permeiam o conhecimento da depressão. Mas por que mesmo falar sobre depressão? Porque é um tema necessário. Existe muita depressão por aí e pouco conhecimento partilhado, e essa matemática é desfavorável a qualquer sociedade. Esse tema é ainda muito envolto em preconceito, ignorância e desinformação, o que gera vulnerabilidades, atrasos e mal-entendidos. Nosso roteiro foi desenhado para atenuar essa discrepância. Caminharemos juntos desde os alicerces da expressão clínica da doença até as necessárias ferramentas de seu enfrentamento.

No dia a dia do consultório, vejo a dificuldade do leigo em estabelecer o limite da normalidade, em compreender a diferença entre a doença depressão e a tristeza reativa, em quantificar os riscos e as repercussões de um quadro depressivo sem diagnóstico e sem tratamento, enfim. Esta obra foi desenhada exatamente para isso! Sem pressa, sem correria, sem querer enfiar goela abaixo conceitos engessados de saúde mental. Vamos, nas próximas páginas, delinear conceitos com parcimônia, de forma palpável e harmoniosa, respeitando pontos de vista e outras formas de pensar. Nossa meta não é trazer apenas boas respostas, mas levantar também boas perguntas.

Escolhi, para esta obra, uma linguagem centrada na didática, com foco no público leigo, sem tanta familiaridade com termos técnicos. Busquei transformar a informação de modo que ela se torne mais acessível, construtiva, objetiva e democrática, de

Apresentação

modo a atingir a todos os que se disponham a devorá-la e empenhar sobre ela suas reflexões pessoais.

Mas, ainda antes de começar a conversa propriamente dita, gostaria de expor a você um pouco do que teremos nos capítulos subsequentes. Isso é fundamental para adequar a ansiedade e as expectativas, minimizando também um pouco o risco de você levar gato por lebre. Eis o nosso roteiro:

O primeiro capítulo, "Depressão é doença", é introdutório, bem objetivo e muito importante. Nele, começaremos a processar o conceito de depressão como doença orgânica, cerebral, avassaladora e potencialmente tratável. No decorrer desta conversa, discutiremos as diferenças marcantes entre os termos "tristeza" e "depressão". Gosto especialmente da reflexão sobre a necessidade da tristeza no mundo e na nossa evolução pessoal.

O segundo capítulo, "Como reconhecer a depressão", é longo mas precioso. Nele vamos desembrulhar o pacote e desmontar o brinquedo. Aqui nossa conversa adentra os sintomas da depressão e como eles precisam estar articulados e em um contexto específico para configurar um problema verdadeiro. É a arte de conhecer a parte para entender o todo, visualizando os tijolos que compõem a morada depressiva. O corpo fala através de uma linguagem própria, clama por ajuda através de sintomas psíquicos, físicos e intelectuais, e não os reconhecer dentro de um contexto depressivo é uma falha comum e perigosa. Você se surpreenderá com a quantidade de sintomas potencialmente envolvidos no processo depressivo, que podem montar cenários bastante peculiares na expressão da doença. Esse capítulo é de extrema importância para nos adequarmos a alguns termos e passarmos a falar a mesma língua dali em diante. Nele, a depressão começará a se construir diante dos nossos olhos. Nesse momento, muitos vão começar a rastrear os sintomas em si e nos outros, passando de expectadores passivos e desatentos a agentes cuidadosos na percepção de desvios na saúde mental.

No terceiro capítulo, "Os tipos de depressão", atingiremos um novo nível de complexidade. Além do conceito de sintomas, serão apresentadas as formas de adoecimento, ou os tipos de depressão. Nesse capítulo, entenderemos como a depressão chega e se instala na vida de alguém, discutiremos a intensidade, a diferença de quadros mais agudos (abruptos) e mais arrastados, as diferenças entre a depressão clássica e a bipolar, entre outras variações. Ao final da apresentação conceitual, conheceremos casos clínicos muito didáticos e interessantes, inspirados em situações reais. Aqui, a depressão pode ser visualizada como um todo, dentro de uma biografia, com um nome, um contexto e uma forma peculiar de expressão. Adoro esse capítulo, pois ele é marcado por muita informação e integra os conhecimentos anteriores, amarrando e aplicando muito do que discutimos até então. Os casos apresentados também o tornam muito humano e especial, pois é sempre enriquecedor debater sobre ocorrências de vida, trazendo o conhecimento teórico mais frio, das profundezas da mente, para a aplicação calorosa e prática, muito mais à flor da pele.

No quarto capítulo, "As causas da depressão", abordaremos as causas dos transtornos depressivos. Ele foi desenhado de forma a simplificar a complexidade de todas as forças que atuam como determinantes desse processo. Entenderemos o peso da genética, da história pregressa de vida, das ocorrências que podem agir como gatilhos e do peso do estilo de vida. Trata-se de um grande mosaico de determinantes abordados um a um, de forma complementar e articulada. Discutiremos os fatores de risco e de proteção para a depressão, apresentando, inclusive, o contexto do transtorno em cada fase da vida, da infância à terceira idade. Aqui vamos sair da expressão clínica e nos aproximar lentamente das ferramentas de enfrentamento do transtorno, algo que será esmiuçado em seguida.

O último capítulo, "Tratamentos e técnicas de enfrentamento e prevenção", também é o mais importante, o clímax conceitual, o momento de intervir, de retomar as rédeas e estabelecer planos de enfrentamento e prevenção. Todas as explanações anteriores são como rios que desembocam nas medidas práticas discutidas aqui. Sem isso, o livro se perderia na preparação para uma guerra que não chega; aqui ela chegou. Esse capítulo é setorizado e disposto em passos de enfrentamento. Começaremos com uma importante e lúdica discussão sobre as ferramentas da felicidade — sou apaixonado por esse trecho do livro, não o troco por nenhum outro desta obra. Prosseguiremos discutindo os hábitos de vida, a importância da psicoterapia e terminaremos o texto falando sobre os medicamentos antidepressivos. Nesse tópico final, conversaremos sobre a evolução histórica da abordagem com remédios, sua logística e sua aplicabilidade atual. Optei, nessa reta final, por colocar as dez perguntas que mais ouço sobre antidepressivos, com respostas objetivas, em prol da melhor compreensão do leigo sobre o assunto.

Nas "Considerações finais", teremos nosso ato final, nossa oportunidade de sedimentar e reforçar os princípios fundamentais que nortearam todo o livro. É um capítulo com vocação para a síntese e o pragmatismo, que deságua em uma despedida formal entre nós, como não poderia deixar de ser.

Então, como dizem por aí: é pegar ou largar! O convite está feito e meus dedos estão aqui cruzados, torcendo para você aceitá-lo. Sei que não é nada fácil escolher um livro para iniciar uma longa leitura, entendo seja qual for sua postura daqui por diante. Neste meu terceiro livro, procurei escrever algo relevante, denso e transformador. Almejei construir uma obra de fôlego, que gerasse interesse, que fosse temperada com arte, simplicidade e bom humor. Agora, a distância exata entre a minha boa intenção e o resultado final só você, meu querido leitor, poderá avaliar.

Excelente leitura a todos!

DEPRESSÃO É DOENÇA

Doutor, estou exatamente com aquilo que eu achei que não existia.

Primeiras palavras de um paciente ao iniciar sua consulta. Ele prossegue:

Outra manhã, novo dia, hora de abrir os olhos e encarar a rotina e suas surpresas. Eis que parece que trocaram o mundo! Em meio a um ambiente cinza, meu corpo se arrasta de forma pesada e dificultosa. Trocaram o sabor do café da manhã? Esse de hoje me parece mais amargo. Pássaros cantam uma canção irritante, assimétrica, sem jeito. Hoje não quero ver ninguém. Eita, vidinha insossa, sequência de mais do mesmo. O tempo se esvai tedioso e triste. Me sinto incompleto, irritado, vazio. Um vazio penoso e angustiado, busco em outro tempo minhas respostas, não encontro nem no passado nem no futuro uma razão para seguir em frente, sinto desesperança. Minha mente é hoje minha prisão, introspectiva e melancólica. Não sei por quais crimes estou pagando, nem a duração da minha pena. Me sinto um garimpeiro cansado em uma mina exaurida da preciosa felicidade, sem forças, sem entusiasmo e sem fé.

E assim, caro leitor, começamos uma nova caminhada pelos mistérios da mente humana. Discutiremos nas próximas páginas como essa força avassaladora perturba a maneira de o cérebro sentir o mundo, altera de forma dramática o gerenciamento afetivo e culmina em perturbações graves na tomada de decisões. Como a dificuldade na extração do prazer, a melancolia desmedida e a perturbação no empenho de energia vital culminam em uma sucessão de eventos que compromete de forma abrangente a saúde de um indivíduo e de toda uma sociedade.

Pergunta que você pode estar se fazendo agora: "Será esta uma leitura triste e complicada?" Bom, teria tudo para ser. Mas lutarei bravamente para trazer leveza, bom humor, simplicidade e didática — na medida do possível. Conto com sua paciência e espírito esportivo. É um tema complicado, visceral, ainda não plenamente compreendido e que pode ser abordado sob diferentes prismas, como o da medicina, da psicologia, da religião, da antropologia, da filosofia, entre outros. Por isso, nossa meta não é esgotá-lo, nem fechar o conhecimento nos limites frios de critérios da medicina tradicional — mas também não queremos propor ferramentas de autodiagnóstico ou tratamento. A ideia é discutir, debater e organizar o conteúdo para que cada um, dentro de si, possa contextualizar esse saber e confrontá-lo com suas bases pessoais e culturais, sentindo-se mais informado e mais vigilante; para que cada um possa estabelecer o próximo passo de intervenção, gerando uma onda em prol de uma sociedade mais acolhedora, menos preconceituosa e mais capacitada para estabelecer prevenção, reconhecimento e intervenção diante de disfunções dessa natureza.

Depressão é doença

Esse será quase um mantra durante nossa conversa, por isso é melhor já começarmos alinhando essa questão. Utilizamos o termo "depressão" de diversas formas e em diferentes contextos, principalmente na linguagem informal do dia a dia. Por vezes, usamos a palavra como sinônimo de cansaço ou mesmo de um momento de tristeza, algo pontual, passageiro e sem maior relevância. Neste livro, o termo será utilizado em seu sentido médico: depressão clínica, uma doença absolutamente frequente e potencialmente devastadora. E aí não tem conversa: é doença! E põe doença nisso.

Poucos eventos na área da saúde têm a capacidade de alterar tanto a forma do corpo reagir diante das vivências, trazendo muito sofrimento físico e psíquico. Poucos transtornos alteram tão intensamente a biografia da pessoa e de quem a cerca, modificando o funcionamento do indivíduo, a dinâmica da família e a estabilidade de toda uma sociedade. E é curioso como muita gente ainda resiste à ideia de enxergar a depressão como doença. Isso a fortalece, pois, além de sofrer com a depressão em si, a pessoa sofre com o preconceito, o estigma e a ignorância de uma sociedade que só enxerga aquilo que é visível e provoca alterações em exames.

A depressão causa inúmeros sintomas e altera de maneira inequívoca a forma de o cérebro sentir e reagir ao mundo. Ela muda o tom e o timbre das lembranças, perturba a relação com o futuro, repercute no comportamento, nas interações humanas, no grau de disposição, no sono, no apetite, no sexo, no intestino e no desempenho físico, gerando um efeito cascata que pode culminar em muitas outras doenças, orgânicas e emocionais. É, portanto, doença. E com "D" maiúsculo! Teremos tempo, adiante, para discutir em detalhes cada um de seus sintomas e como eles compõem uma rede patológica que aprisiona o portador. Mas, por agora, nesta introdução, precisa ficar claro que estamos falando de uma forma de desorganização do cérebro, que passa a não dar mais conta do recado, passa a falhar na extração do prazer, no engajamento com a vida e com as coisas da vida. Eis um processo que merece toda a atenção e todo o respeito. Estamos falando de algo que pode acontecer com qualquer um, quer se acredite ou não em sua existência; algo orgânico, estrutural, que ocorre em um local determinado do corpo e em um dado momento no tempo, e que, se não for reconhecido, trará repercussões em diversos níveis.

Mas que doença é essa que muda meu modo de sentir, pensar e agir? Que raio de disfunção é essa que rouba o prazer do mundo, que estingue minha energia vital e me puxa para um estado melancólico contínuo? De que classe de doença estamos falando?

No meu modo de pensar, trata-se de uma clara insuficiência. Do mesmo jeito que um coração doente fica fraco e deixa de bombear com força, que um rim alterado reduz sua taxa de filtração, ou que um fígado castigado deixa de manter sua função de metabolizar as toxinas. Com o cérebro depressivo ocorre algo parecido. Nosso cérebro é responsável por inúmeras tarefas, como a vigília, a consciência, a percepção, os pensamentos, a memória, os movimentos, a capacidade de cálculo, a criatividade, o controle dos órgãos vitais, etc. Mas existe uma tarefa primordial do cérebro humano que por vezes deixamos de lado: o controle emocional. Ele é plenamente responsável por colorir a vida, por enfeitar a existência para que ela desça em goles suaves e harmônicos. Pulamos de prazer em prazer, de recompensa em recompensa, de forma a tecer nossa caminhada como quem preenche um desenho ponto a ponto. Nossa mente é especialista em enfeitar o mundo, em embrulhar vivências para presente, em azeitar as lembranças para dar um sentido de continuidade, uma razão para a sucessão de processos que nosso organismo precisa enfrentar todos os dias. Não é tarefa fácil. Ela precisa estar afiada e empenhar muita energia para projetar o futuro com otimismo, com comprometimento e com fé. A felicidade é um construto interior, não está no mundo, mas sim em algum lugar na mente, alimentando nossa consciência, nos permitindo uma caminhada entusiasmada e curiosa. Ela exige não apenas vivências felizes, mas também um sensor ativo, participativo e saudável.

Aí surge a depressão, um desarranjo complexo, de causa multifatorial, que rouba em parte nossa capacidade de fantasiar o mundo, pesado e difícil de engolir. Ela vem e ficamos excessivamente críticos, deixamos de nos aceitar, abdicamos dos desafios, nublamos a visão esperançosa de futuro, sentimos o peso real de uma vida real. Sem o prisma do prazer, do bem-estar e da recompensa, a existência vira uma repetição de tarefas vazias, insossas, opacas e infelizes. Como eu disse um pouco antes, meu amigo leitor, depressão é doença.

Do mesmo jeito que o asmático encurta sua via aérea de tempos em tempos, que o pâncreas de um diabético não dá conta de secretar toda a insulina diante de uma refeição, ou que determinada tireoide deixa de produzir seu bendito hormônio, assim também jaz nossa mente. A insuficiência emocional leva a uma incongruência: diante de algo potencialmente prazeroso e feliz, me sinto triste e desmotivado.

Bom, estamos falando de uma doença real, cerebral, crônica, de intensidade variável e impacto evidente na qualidade de vida. A depressão destrói carreiras, casamentos, planos, sonhos, e o faz sem *glamour*, na solidão da introspecção do portador; age na calada da noite, fantasiada de "não doença", por vezes sem que ninguém perceba.

Acredita-se que mais da metade dos portadores não receba nenhum diagnóstico. Um minuto de silêncio para refletir sobre a frase anterior. Acredite, não estamos falando de um transtorno infrequente, pois os números da depressão são absolutamente alarmantes: mais de 300 milhões de portadores no mundo, sendo mais de 10 milhões apenas no Brasil. A doença ocorre em qualquer fase da vida, mas apresenta impacto mais intenso entre adultos, sendo duas vezes mais frequente no sexo feminino. O risco individual de alguém desenvolver depressão está ao redor de 10%, sendo mais elevado em determinados grupos, como pessoas com história familiar ou pessoas com doenças crônicas. Mas ninguém está imune. Com números assim tão alarmantes, ela ronda a porta de todos. Em qualquer lista da Organização Mundial da Saúde (OMS) a depressão figura entre as doenças mais incapacitantes de que se tem notícia. É descrita em todos os cantos do mundo, vista em todas as classes sociais, culturas, religiões e ao longo de vários séculos de história da medicina.

Neste livro, tentaremos destrinchar os meandros dessa doença da humanidade, dessa velha inimiga, que por vezes muda de nome e de CID (Classificação Internacional de Doenças), mas persegue as mentes pensantes desde que o mundo é mundo.

Tristeza versus depressão

O conceito de tristeza é bem diferente do conceito de depressão, mas entendo que esses termos possam se confundir de vez em quando. Isso ocorre porque a tristeza é o sintoma mais importante e famoso do transtorno depressivo. Por isso, vale a pena conversarmos um pouco sobre essa distinção.

A tristeza é uma sensação humana natural, uma resposta cerebral ao descontentamento, à perda ou à dor. Se o contexto estiver desfavorável, naturalmente me sentirei triste. E essa tristeza é saudável, pedagógica e eloquente. Ela está em congruência com uma ocorrência ou determinado contexto. Todo mundo fica triste uma hora ou outra — e precisa realmente ficar. É uma sensação desagradável, desconfortável, angustiante, que exige reflexão, introspecção e busca por alternativas. Somos constantemente movidos pela tristeza, além de estarmos frequentemente tentando preveni-la.

Mas é importante notar que a tristeza saudável tem um alvo, uma proporção, uma duração e um propósito. A tristeza vem, cumpre seu papel e passa. Pessoas tristes não ficam incapacitadas, não perdem a capacidade de extrair prazer de outras atividades fora do contexto de seu sofrimento momentâneo, não alteram de forma intensa e relevante o funcionamento do seu organismo. Tristeza não é doença, é ferramenta mental.

A existência de uma dor psíquica é fundamental para o adequado funcionamento da mente humana, pois nos projeta à frente, nos deixa atentos, nos dá um *feedback* negativo claro de que algo não vai bem, nos cobra condutas. Só por ela cicatrizamos feridas, superamos frustrações, processamos a imperfeição do mundo e do nosso próprio ser.

Como todo mundo já se sentiu triste um dia, as pessoas por vezes se confundem e acham que entendem de depressão. Mas na depressão o buraco é bem mais embaixo. A tristeza que marca o transtorno depressivo é uma tristeza patológica, profunda e persistente, que surge do nada, sem causa aparente, ou é absolutamente desproporcional ao fator que lhe deu origem. Depressivos se sentem melancólicos durante boa parte do dia, de semanas a meses, têm dificuldade em mudar seu estado de humor mesmo quando expostos ao prazer. Além disso, a depressão é um pacote, um conjunto de sintomas que vai muito além da melancolia e da perda de interesse. O cérebro depressivo fica mais lento, inseguro, empobrecido, com os pensamentos enviesados para a perda, para o negativismo e para o sofrimento. Na depressão existe um franco e evidente prejuízo na qualidade de vida, algo distante de uma tristeza natural.

Por serem coisas diferentes, a abordagem é completamente diferente. Conseguimos atenuar a tristeza natural com doses de prazer e alegria, tirando o foco do problema, indo ao *shopping* ou tomando um sorvete. Na verdade, mesmo sem intervenção, com alguma paciência, apenas pela passagem do tempo, percebemos que nosso humor tende a ressoar novamente com mais vibração e alegria.

A luta contra a depressão é bem mais complicada, exige um diagnóstico preciso e inúmeras medidas articuladas para devolver ao cérebro sua reatividade padrão. Muita gente que questiona a existência da depressão entende apenas de tristeza, mas nunca viveu nem um dia sequer em depressão. Em um mundo cheio de opiniões e onde todo mundo é especialista em tudo, muitos acabam julgando e mensurando o outro com sua própria e limitada régua, agravando uma situação que já é complicada por si só. A esses eu me dirijo mais uma vez: depressão não é tristeza, não é frescura, não é doença de rico e não é fraqueza de personalidade. Ninguém entra nem sai de um quadro depressivo ao bel-prazer da vontade ou por desejo consciente. Depressão é um problema de saúde pública, que importa a mim, a você e a todos os que buscam compreender, prevenir e combater as vulnerabilidades da mente.

Por isso abri esta introdução com a frase emblemática: "Doutor, estou exatamente com aquilo que eu achei que não existia". A mudança dinâmica de espectador para portador abre os olhos, revela verdades e destrói preconceitos alicerçados na concepção de onipotência e indestrutibilidade típica dos mal informados. Não os culpo, na verdade. Culpo a mim, pois é função primordial do médico atentar, cuidar e informar. É também nosso atributo o nível de cultura médica de uma sociedade, em determinado ponto no tempo. Faz parte da nossa missão desfazer preconceitos, criar meios, modos e formas de transmitir a melhor informação vigente. No caso específico da depressão, a informação é preventiva, acolhedora e transformadora. Podemos curar uma pessoa com psicoterapia e antidepressivo, mas uma sociedade só se cura com cultura, muita informação e algumas dezenas de anos.

Lembro que durante a minha faculdade muito pouco se falou sobre depressão. Minha graduação se deu entre 2000 e 2006, na Universidade de São Paulo. Passamos longos períodos envolvidos com pacientes, muitos com doenças graves e em crises físicas, psíquicas e existenciais. Meu olhar, direcionado e excessivamente técnico, mostrou-se muitas vezes daltônico para os conflitos emocionais. Hoje, olhando no retrovisor da vida, vejo que deixei algumas depressões para trás. Por falta de prática, como mecanismo pessoal de defesa e mesmo por não ter sido treinado para fazer os questionamentos corretos, negligenciei a insuficiência emocional. Em minha defesa, penso que talvez tenha deixado de reconhecer em mim mesmo, uma hora ou outra, desarranjos dessa espécie. Mas aprendi. Quem vê pessoas e cuida de histórias de vida se depara com a depressão. Se o olhar estiver ajustado e atento, percebemos. Conseguimos notar que aquela pessoa adoeceu, o brilho do olhar mudou, a fronteira da tristeza reativa a uma frustração pontual foi cruzada, o processo se iniciou e seguirá sua espiral descendente, causando perda de função e sofrimento.

Se eu puder deixar somente uma mensagem neste livro, que seja: não menospreze os transtornos depressivos. Coloco propositalmente no plural porque a depressão não é um transtorno único, existem formas diversas, cada qual com seus determinantes e suas manifestações. Além da variação de intensidade, existem formas mais agudas, outras mais arrastadas, existem formas mais ansiosas e mais apáticas, existem formas com mais sintomas físicos, outras com mais sintomas psíquicos, existem formas com oscilação com quadro de euforia, típica dos transtornos bipolares, etc. O diagnóstico preciso passará certamente por uma avaliação médica ou pela interpretação de um psicólogo, mas o passo inicial precisa ser a desconfiança da própria pessoa ou de um conhecido com alguma sensibilidade e intimidade com o assunto.

Por fim, deixo o principal e inequívoco motivo para classificar a depressão como doença potencialmente grave: ela mata. E mata de verdade, mata de morte morrida quando abre as portas do organismo para doenças oportunistas; e mata de morte matada, autoimposta e deliberada quando alguém sente que a existência é insustentável. Atualmente, o suicídio mata cerca de um milhão de pessoas ao ano pelo mundo. O transtorno mental é a sua principal causa, sendo o episódio depressivo o diagnóstico mais provável. É um problema emergente, alarmante e progressivo, que cresce principalmente entre jovens (adolescentes) e idosos. Muitos casos de suicídio ocorrem sem que a pessoa tenha sequer recebido o diagnóstico. Trata-se de um problema global e muito maior do que se imagina. Isso porque para cada caso de suicídio concretizado existiram cerca de quinze pessoas que tiveram a mesma ideia mas não a concretizaram, ou que tentaram sem obter êxito. Além disso, para cada suicídio consumado, ficam cerca de sete vidas que se culpam, se frustram e sofrem cronicamente. São amigos, parentes, colegas, professores, enfim, "sobreviventes do suicídio", que terão sua biografia toda alterada pelo evento que não se pôde evitar. Hoje morre-se mais por suicídio do que por homicídios e guerras.

Suicídio não se trata, se previne. Sua causa é multifatorial, mas, sem dúvida, qualquer tentativa de prevenção passa pelo reconhecimento e tratamento precoce da depressão. Em terra adubada pela desesperança e pela impulsividade, vidas e vidas serão perdidas de forma absolutamente precoce.

Tem muita coisa para conversarmos daqui por diante, com um pouco mais de tranquilidade e detalhes, mas, antes de prosseguir, gostaria de fazer uma reflexão mais otimista sobre a nossa missão.

Nas últimas décadas, houve muita evolução com relação ao tema depressão, tanto nos critérios de diagnóstico como nas formas de enfrentamento. Migramos de uma fase de paliação para uma fase atual de combate frontal ao problema, com a ajuda da farmacologia, da psicoterapia e das alterações pontuais do estilo de vida. Atualmente, um paciente que recebe tal diagnóstico tem de 70% a 80% de chance de sentir-se muito melhor com o tratamento abrangente, personalizado e adequado. Isso aumenta nossa responsabilidade como sociedade. Episódios depressivos, sem intervenção, podem durar meses e até anos, destruindo um contexto familiar, econômico ou um planejamento de vida. Reconhecê-los prontamente e dar o próximo passo é salvar vidas. Salvar vidas da morte e salvar vidas de uma vida sem vida, arrastada e vazia. A motivação é nobre e existe um caminho. O convite está feito. Nos vemos no próximo capítulo.

PONTOS IMPORTANTES DESTE CAPÍTULO

- A depressão é uma doença orgânica, cerebral e potencialmente grave.
- A depressão é um conjunto de mudanças com franco impacto na qualidade de vida da pessoa, algo diferente da tristeza normal.
- Os números da depressão são absolutamente preocupantes.
- Existem várias formas de depressão.
- A depressão é a principal causa de suicídio no mundo.
- A depressão é tratável na grande maioria dos casos.

COMO RECONHECER A DEPRESSÃO

Não olhe a árvore, olhe a floresta. Eu adoro essa frase! Aprendi esse mantra da neurologia e da neuropsiquiatria nos corredores do Hospital das Clínicas de São Paulo. Ele serve muito bem para o reconhecimento de padrões e identificação de transtornos, mas também serve para vários outros aspectos da nossa vida. Olhar o todo. O conjunto da obra, como quem admira um quadro que só tem sentido visto a certa distância.

Para reconhecer a depressão, precisamos identificar um conjunto de sintomas e sinais e compreendê-los dentro de um contexto único e global. Um paciente depressivo apresentará diversos indícios de mau funcionamento cerebral, que deverá perdurar por certo tempo e trazer inequívoco comprometimento da qualidade de vida. Isso é importante, pois sintomas isolados não definem a doença, até porque todo mundo apresenta, uma hora ou outra, sensação melancólica, pessimismo, culpa, baixa de energia, etc. Como são sensações humanas comuns (geralmente transitórias) que respondem a algo passageiro, devemos ter cuidado e valorizar a profundidade do sintoma, o contexto, a duração e a repercussão na saúde.

É importante notar que as pessoas com depressão têm semelhanças entre si, mas muitas diferenças também. Trata-se de um transtorno heterogêneo, o que significa que cada paciente é de um jeito e terá um conjunto peculiar de sintomas, podendo predominar uma ou outra característica. Seja como for, antes de falar dos casos clínicos e das formas mais frequentes de apresentação, eu gostaria de discutir as principais manifestações da depressão. Vamos desconstruir para depois construir — o foco é a floresta —, mas vamos debater sobre árvores neste capítulo, como uma criança que desmonta um carrinho para entender do que ele é feito.

Lembrando que conhecer os sintomas é a única ferramenta do diagnóstico, já que a compreensão do limite da normalidade e do início da doença depende 100% do relato do paciente e seus familiares aliado à impressão do médico acerca do estado psíquico da pessoa. A depressão não se mostra na pele, não altera o exame físico e também não é definida por exames complementares, nem de sangue nem sofisticados exames de imagem cerebral. Talvez por isso muita gente ainda questione sua existência, mesmo contra centenas de evidências que a apontam como a mais importante "doença do século". Se pararmos um pouco para refletir, veremos que uma doença é definida pelo seu sofrimento e pela contundente existência de seus portadores, não por exames alterados. Outras inúmeras doenças, aliás, não produzem alteração em nenhum exame, tais como: fibromialgia, transtornos de ansiedade, enxaqueca, autismo, esquizofrenia, síndrome do intestino irritável, entre outras, e nem por isso deixam de ser doenças.

Os sintomas de depressão

Gosto de dividir os sintomas em três grandes grupos, para facilitar o raciocínio e aproveitar para demonstrar como a depressão altera o funcionamento de todo o cérebro e do corpo que está sob seu comando. O primeiro grupo são os sintomas psíquicos, ou emocionais. Eles são os mais famosos e importantes, são o carro-chefe do diagnóstico, compõem um conjunto praticamente obrigatório de alterações para pensarmos em um quadro de depressão. Aliás, a depressão é alocada dentro do grupo de transtornos do humor, uma vez que o humor alterado, polarizado negativamente, entristecido, é a marca, o carimbo desse transtorno. Entre os sintomas psíquicos estão: a tristeza patológica, a dificuldade em sentir prazer, a sensação de frustração e culpa, a redução da autoestima, a falta de motivação e entusiasmo, a desesperança, o negativismo ou pessimismo e o desapego à vida. A esse grupo de sintomas podem se associar outros, como sensação de ansiedade, angústia, sintomas psicóticos como alucinações congruentes com o humor melancólico e pensamentos recorrentes de morte. Falaremos de cada um deles adiante, com mais detalhes referentes à sua manifestação e ao limite da normalidade.

O segundo grupo de sintomas, também muito importantes para entendermos o impacto da depressão no funcionamento de um organismo, é o dos sintomas físicos, expressos no corpo. Um cérebro adoecido pela depressão deixa de cuidar adequadamente do corpo que o abriga, gerencia mal as funções vitais e se desapega do árduo trabalho de organizar a complexa máquina vital. Com o maestro capenga, a banda toca fora de compasso, a música desanda. São sintomas físicos comuns e caraterísticos dos quadros depressivos: distúrbios de sono, alterações no rendimento sexual, perturbação do apetite, fadiga e indisposição, disfunções intestinais, dores de cabeça e no corpo, tonturas, sensação de vazio e desconforto no peito, problemas de pele, queda de cabelo, unhas frágeis, redução da competência do sistema imunológico, agravamento de doenças clínicas, entre outros.

Como podemos ver, a depressão altera do fio do cabelo ao dedo do pé, podendo simular e agravar outros transtornos de saúde. E ainda temos o terceiro grupo de sintomas, esse menos comentado, mas absolutamente frequente e importante para entendermos a depressão em toda a sua complexidade e magnitude, que é o dos sintomas cognitivos, intelectuais, relacionados com a *performance* do comportamento, da administração da informação e da tomada de decisões. O cérebro deprimido fica mais lento, desmotivado e apresenta falhas de rendimento. A falta da recompensa do prazer, o viés negativo e a falta de engajamento levam a uma série de sintomas, como: esquecimentos, desatenção, falta de criatividade, discurso empobrecido, dificuldade em gerar empatia, incapacidade de tomar certas decisões, avaliação inadequada de risco, falta de curiosidade, etc. Esse quadro varia muito de paciente para paciente, mas é especialmente impactante em pacientes mais idosos.

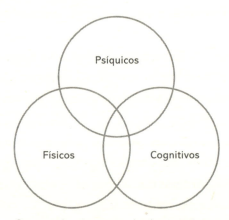

Grupos de sintomas da depressão

Sintomas psíquicos

Entre as inúmeras funções do cérebro está o equilíbrio emocional. E, acredite, isso dá um baita trabalho, consome muita energia biológica e, claro, dá seus *bugs* de vez em quando. Quando admiramos a anatomia cerebral e a função de determinadas áreas, percebemos que a natureza reservou uma extensa massa encefálica, poderosa, antiga e profunda, para as emoções. Chamamos a rede principal de estruturas relacionadas ao controle emocional de sistema límbico. São bilhões de neurônios que geram trilhões de conexões, estabelecem circuitos e se comunicam entre si. As estruturas são bilaterais e consomem quantidade elevada de glicose e oxigênio. Falo isso para que fique clara a complexidade desse sistema. Sua missão é também grandiosa, pois o sistema emocional precisa dar sentido às nossas vivências, precisa sinalizar para a consciência o que é bom e o que é ruim, precisa dar relevância às memórias, precisa antever e ajudar no planejamento do futuro. O mundo lá fora é frio, seco, sem sal, demasiadamente duro. O cérebro precisa se empenhar para gerar o prazer, a recompensa, o medo, a insegurança, a alegria, a tristeza, a dor, a sensação de dever cumprido, etc. É tudo cria cerebral, desse fantástico mundo interior capaz de tingir com cor, textura, sabor e vida os estímulos elétricos captados por nossos gélidos receptores. Sem emoção não existe aprendizado, aprende-se por dor ou por amor, certo? Sem emoção não existe vínculo afetivo, graça, porvir, esperança. Sem emoção a vida não vale, é treino, não há nada em jogo. A moeda que move o ser humano é a emoção, tocamos o barco em busca de recompensa cerebral e tentando abrandar seu sofrimento. Cessado o processo emocional o corpo para, inerte, imprestável e catatônico. Por isso, o sistema é poderoso e biologicamente caro, tem *status* de chefia, tem carta branca, manda e desmanda no corpo, todo mundo o respeita e lhe obedece. E ele vale cada centavo, pois somente assim conseguimos prosseguir e levar um organismo pluricelular e uma intenção comum, só assim é viável o conceito de consciência e interesse celular coletivo, só assim existe autorregulação (ajustes) e amadurecimento (aprendizado), só assim deixamos de ser reflexo puro e simples e passamos a ser seres pensantes, capazes de atender a motivações abstratas, externas e não imediatas.

Sei que a conversa está meio filosófica, mas não temos outro caminho. Para compreender a disfunção, precisamos assimilar a função. E eis aqui uma função nobre e primordial. O sistema de controle emocional saudável é capaz de separar o joio do trigo, sente-se triste diante da tristeza e alegre diante da alegria, ele é congruente. O sistema saudável consegue e precisa ser proporcional à vivência que deu origem a determinada emoção, ele tenta mensurá-la para que essa tristeza e essa alegria durem por um tempo adequado, cumpram sua tarefa e o organismo siga adiante. O sistema é calibrado para gostar da vida, para respeitar as leis da existência e lutar por ela a todo custo, mesmo na adversidade. Somos sobreviventes, apegados à manutenção do organismo e da espécie. Para coordenar nosso comportamento e aprendizado, nosso cérebro desenvolveu sistemas de recompensa e punição que precisam estar muito bem ajustados para dar certo.

O sistema de recompensa fica em uma região central e profunda, uma região antiga na evolução das espécies e muito poderosa. Quando fazemos algo interessante para nós mesmos ou para nossa espécie (segundo o julgamento dessa parte mais primitiva do cérebro), somos recompensados com neurotransmissores que dão a sensação de prazer. O principal neurotransmissor envolvido nesse processo é a dopamina. Trata-se de um *feedback* positivo, como um biscoito dado a um cachorrinho que executou um comportamento aprendido. Graças ao reforço positivo, tendemos a repetir o comportamento, à espera de nova recompensa.

Por exemplo: ao consumir um alimento calórico, adocicado ou gorduroso, pimba!, lá vem nossa recompensa cerebral, pois estamos alimentando nosso organismo. Existe uma avidez, um interesse evolutivo por esse tipo de alimento, por isso a recompensa biológica. Hoje o consumo desse tipo de comida é questionável racionalmente, pois há problemas relacionados à obesidade e aos excessos alimentares, mas lembre-se de que o sistema é antigo e de que durante a evolução tivemos muito mais tempo de privação alimentar do que de *overdose* calórica, precisávamos de interesse aumentado por calorias, gordura, proteína para ir à caça e buscar a sobrevivência.

O sexo é outro exemplo. Somos recompensados diretamente com prazer ao buscar um comportamento que pode gerar a continuidade da espécie. Mas os exemplos são infinitos, o cérebro tenta recompensar aquilo que acredita ser um comportamento evolutivo favorável, e tende a punir os comportamentos que julga serem desfavoráveis. Isso vale para ganho e perda financeira, vale para relacionamentos pessoais, para a administração de ambições de vida, enfim, para muitas das escolhas que fazemos.

O sistema de recompensa é rápido, intenso, agudo, e pode trazer problemas. Quando excessivamente "apaixonado" por um comportamento, pode gerar compulsões e vício em substâncias, adoecendo e deixando de reagir a outros aspectos da vida. Quando esse sistema está muito abaixo do funcionamento normal, temos uma capacidade menor de extração de prazer, um sintoma depressivo bastante comum e limitante. Conhecer o sistema de recompensa explica muita coisa em neurologia do comportamento.

Mas vamos seguir adiante. Qual seria a punição cerebral para um comportamento ou uma vivência inadequados? Quando, por exemplo, fazemos algo e percebemos que erramos, que pisamos na bola, que o comportamento não deveria ter sido realizado, que houve perdas para nós e para os que nos cercam? Nesse caso sentimos emoções incômodas: frustração, angústia, raiva, mágoa, tristeza; existe uma punição, uma sensação emocional dolorosa que exige reparação. Sentimos isso também quando percebemos que algo não saiu como o esperado, que nosso planejamento não se concluiu como deveria, mesmo que a culpa seja de outros, do mundo ou das estrelas. O cérebro pende para o prazer ou para o sofrimento a fim de alinhar o comportamento e seguir adiante.

Emoções têm tarefas! Gosto da imagem lúdica criada no filme *Divertida Mente*. É uma animação muito criativa e curiosa, na qual personagens comandam o comportamento de uma garotinha em desenvolvimento. Dentro da mente existe um painel de comando, e quem o controla? As emoções principais! Alegria, medo, raiva e tristeza. Todo o sistema de memória e aprendizado é tingido pelas emoções. Todo amadurecimento exige interação visceral, dramática e plenamente emocional. Quando conhecemos os dois personagens principais, nos apaixonamos rapidamente pela Alegria, pois ela é agitada, feliz, tem entusiasmo e brilho próprios, e queremos viver sempre sob seu governo. A Tristeza é uma personagem chatinha, apática, cansada, mal-humorada, que reclama de tudo e parece mais atrapalhar que ajudar. Assim é na vida: fugimos da tristeza e buscamos a alegria. No entanto, a trama segue por caminhos tortuosos, nossa protagonista se perde na sua biografia e tudo começa a dar errado. Aí existe uma bela e fascinante reviravolta: a Tristeza assume seu protagonismo! Ela passa a ser o foco e é a única que consegue controlar e ajustar o pensamento da garotinha. Justiça é feita na trama. A tristeza é mais pedagógica que a alegria, ela amadurece o ser humano com mais facilidade, ela crava memórias de forma mais definitiva, ela exige mais conduta e mudanças de paradigma. Reflita um pouco sobre suas lembranças mais fortes. Você verá que são os momentos emocionalmente intensos, muitos deles de tonalidade mais triste, os mais importantes para seu fortalecimento e seu movimento na vida. Seguimos de A para B em busca de felicidade e fugindo de desconforto psíquico.

Quando falo da tristeza com esse carinho todo estou falando de tristeza normal, natural e reativa, aquela que é congruente e compatível com a situação que lhe deu origem. Essa tristeza é um presente da evolução; dói, maltrata, mas traz a introspecção e o amadurecimento necessários para nosso crescimento pessoal. Não podemos confundi--la com a tristeza patológica da doença depressão, que é profunda, demasiada, incongruente, mais âncora que ferramenta. Sobre essa tristeza falaremos muito em breve, ainda neste capítulo.

Gosto muito de um trecho da música *Samba da bênção*, de Vinicius de Moraes, na qual ele versa de forma livre e popular sobre a necessidade da tristeza em nossa vida:

É melhor ser alegre que ser triste
Alegria é a melhor coisa que existe
É assim como a luz no coração
Mas pra fazer um samba com beleza
É preciso um bocado de tristeza
É preciso um bocado de tristeza
Senão, não se faz um samba não
[...]

Porque o samba é a tristeza que balança
E a tristeza tem sempre uma esperança
A tristeza tem sempre uma esperança
De um dia não ser mais triste não

Esses versos trazem sabedoria. Desta passagem eu gosto particularmente de: "A tristeza traz sempre uma esperança de um dia não ser mais triste não". Esse pequeno verso reflete sobre o que tem de tristeza dentro da alegria e o que tem de alegria dentro da tristeza, pois elas são, no fundo, farinha do mesmo saco, polos de um mesmo espectro de emoções, podendo-se obter uma apenas perdendo um pouco da outra. Mas vamos seguir adiante que temos ainda muito a discutir sobre o sistema de controle emocional.

Além do direto e poderoso sistema de recompensa cerebral, temos outros vários reguladores do nosso comportamento, alguns dependentes de outras substâncias bastante famosas e interessantes. Um dos sistemas mais conhecidos são as redes comandadas pela serotonina. Esse transmissor também participa ativamente da conversa entre os neurônios do sistema emocional e da conversa desse sistema com o restante do cérebro. A serotonina nos dá uma sensação subjetiva de bem-estar, de que as coisas tendem a evoluir bem, de que não existe ameaça intensa vigente, nos dá uma sensação de positividade, de otimismo, e faz nosso humor oscilar positivamente. Esse sistema é menos direto e bombástico que a recompensa da dopamina na geração de prazer, mas parece ser mais sustentável, perdurar por mais tempo, sendo mais ameno e tranquilo. Gosto de pensar na dopamina como a paixão, intensa, avassaladora e perigosa, muito prazer mas alguma instabilidade. As redes da serotonina seriam o amor, mais suave e persistente, menos angustiado, mais sereno e menos palpitante. Gosto e preciso de ambos! São sistemas complementares, e sua falha traz muitos dos sintomas psíquicos e físicos dos transtornos depressivos.

Existe mais um neurotransmissor importante nesta fase da nossa discussão, a noradrenalina. Essa importante molécula também participa da conversa entre os neurônios, e sua ação promove disposição, energia, motivação e despertar. Ela atua a partir do sistema emocional e inunda todo o cérebro e o organismo. Sem seu funcionamento adequado, ficamos indispostos, sem entusiasmo, com fadiga e desânimo.

Como você já deve estar imaginando, a depressão é atualmente compreendida como um transtorno do funcionamento do cérebro como um todo, com ênfase nas vias relacionadas a esses três sistemas, marcados pela ação dessas três substâncias:

- *Serotonina*: responsável pela sensação de bem-estar, otimismo e controle da ansiedade.
- *Dopamina:* responsável pelo sistema de recompensa cerebral, gera a extração imediata de prazer em situações específicas (*feedback* positivo).
- *Noradrenalina:* responsável pela energia e pela disposição.

Um cérebro sem bem-estar, sem prazer e indisposto é um cérebro depressivo. É claro que essa é uma teoria simplista e incompleta, mas nos auxilia bastante na compreensão das manifestações clínicas e do tratamento medicamentoso, abordado mais para a frente neste livro. Ela é chamada de teoria dos neurotransmissores, pois foca na atuação desses mensageiros que viabilizam a comunicação entre um neurônio e outro, em vias específicas. A serotonina é o neurotransmissor mais importante e mais estudado, uma vez que parece regular os demais e se relacionar de forma mais consistente com os sintomas melancólicos e ansiosos vistos nos transtornos depressivos. Esse conhecimento mudou a história da medicina e a abordagem dos transtornos de humor. A teoria dos neurotransmissores criou um ponto de intervenção, um local de ação para medicamentos e uma porta para o desenvolvimento de substâncias cada vez mais seletivas, com potencialmente mais eficiência e menos efeitos colaterais. Atualmente, os medicamentos são pensados e classificados segundo sua capacidade de atuar seletivamente nas vias da serotonina, da noradrenalina e da dopamina, geralmente elevando seu funcionamento e atenuando os sintomas depressivos. Teremos um capítulo dedicado especificamente ao tratamento. Por ora, acho que podemos seguir para os sintomas da depressão.

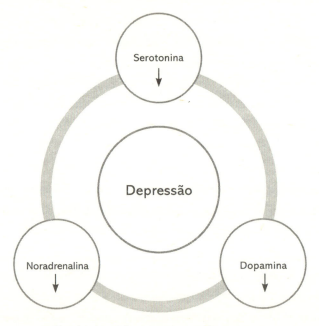

Teoria dos três neurotransmissores

Tristeza patológica

Esse é o sintoma mais característico do transtorno. Pessoas deprimidas estão geralmente melancólicas, sentem um vazio contínuo ou quase contínuo, uma tristeza meio sem alvo, sem causa e sem fim. O humor depressivo é entendido como um estado de desânimo, no qual a vida fica sem graça, pouco divertida e infeliz. Diferentemente da tristeza "do bem", esta tristeza não passa em alguns dias, ela perdura de semanas a meses (por critério usamos o tempo mínimo de catorze dias para definir um episódio depressivo). Ao contrário da tristeza reativa, esta ocorre do nada, tem geração espontânea ou mostra-se absolutamente desproporcional em intensidade ao seu fator causal. Mesmo que a pessoa busque mudar o foco, trocar de ambiente, fazer algo fora do contexto triste, a tristeza a persegue, grudenta e impregnada.

Essa tristeza desmedida da depressão está presente na grande maioria dos dias e contamina o humor por longos períodos. A pessoa pode ter até alguns breves e limitados lampejos de alegria, mas volta ao estado mais entristecido anterior. Essa melancolia leva o paciente à introspecção e ao isolamento, ele se torna uma companhia ruim (inclusive para si), pois não mais compartilha a vida com leveza e graça, parece sempre emburrado, reclamão, intolerante e difícil de agradar.

O humor depressivo é por vezes descrito como uma sensação de vida sem cor, sem motivação, sem razão de ser. O cérebro constantemente triste entra em uma espiral descendente, mergulhando no mar do sofrimento psíquico e buscando dentro de si e no mundo motivos para justificar suas dores, entrando em um *looping* perigoso no qual a tristeza difunde tristeza e o sofrimento interior busca memórias e ocorrências negativas. O cérebro racional sabe que a tristeza saudável é congruente, tem motivo. Diante da tristeza patológica ele irá caçar em cada cantinho da mente motivos para se sentir assim. E quem procura acha, escancara e superestima sofrimentos corriqueiros, superados ou sepultados nas catacumbas da memória. Depressivos voltam a remoer o passado, se relacionam de forma negativa com o presente e projetam de forma pessimista o futuro. Sofrem nos três tempos.

Essa talvez seja a base que torna a tristeza patológica crônica e persistente: um cérebro que aprende e se motiva a rastrear imperfeições, imprecisões e dor alimenta sua própria depressão e fortalece seu inimigo. Uma mente sempre triste é crítica e hiperconsciente, tão crítica que passa a não suportar o mundo nem a si. Passa a desenvolver um realismo exagerado, a perder sua capacidade de enfeitar a vida e seguir de prazer em prazer. A vida sem filtros é dura e fria como o aço.

Além dessa tristeza impregnada no dia a dia, pessoas com depressão também podem apresentar um semblante mais tenso e fechado, menos sorridente e mais distanciado. Podem apresentar tendência a choro fácil, às vezes sem nenhum motivo ou por motivação qualquer, como aquela pessoa que "chora em comercial de margarina", como dizem. Às vezes, a pessoa sente-se muito à flor da pele, emotiva e sensível, como se estivesse predisposta a se emocionar.

O quadro depressivo pode ter uma instalação aguda e abrupta, alterando de forma dramática a personalidade da pessoa. Nesse caso é mais fácil identificar que algo está errado e funcionando mal, uma vez que existe um franco degrau no tempo e na *performance* emocional. Em outros, no entanto, o quadro se instala de forma mais lenta e insidiosa, como quem desce lentamente uma ladeira.

Dificuldade em sentir prazer

Esse é outro sintoma central e praticamente universal na depressão. Apesar das semelhanças, é diferente do anterior, sendo que sua presença reforça a hipótese de que aquela tristeza era realmente patológica.

Cada um tem seus prazeres pessoais, hábitos que cultivou e aos quais se dedicou durante a vida. Tem gente apaixonada por futebol, outros por academia, alguns amam sair com os amigos, outros preferem ir sozinhos ao cinema, tem gente que vibra no *karaoke*, tem quem gosta de mexer com a terra, outros se realizam com um computador. O espectro de interesses e prazer é bastante pessoal e pode variar no decorrer da vida. Seja como for, esses gostos são, para quem os cultiva, agradáveis. Eles têm ligação afetiva, nos alegramos só em pensar que nos conectaremos a eles. A depressão muda isso.

Tem uma frase conhecida que diz: "Ninguém nasce feliz, mas todos nascem com a capacidade de ser feliz". É bem por aí, podemos estar tristes ou alegres, felizes ou infelizes, mas a capacidade de mudar esse *status*, isso não podemos perder. Pessoas com depressão percebem que coisas que antes as empolgavam hoje parecem sem graça, o prazer é menor; nem preciso dizer que a frustração é maior. Pois claro, imagine ir a uma festa e não sentir nada, nadinha. Sair de viagem e, diante de um paraíso, sentir-se vazio e fora daquele contexto. E comer aquele prato favorito e ter a impressão de que mudaram a receita? Triste. Mais que triste, é desanimador, pois perde-se uma ferramenta preciosa do controle do humor, que é o poder de reagir ao prazer. Com o tempo, a falta de prazer evolui para perda de interesse, e a pessoa deixa de se conectar com os sabores da vida.

Esse sintoma é tão importante que tem até um nome próprio em medicina: anedonia. Claro que para ser valorizado é fundamental que ele seja percebido de forma intensa e contínua, por um período prolongado de tempo, e que impacte o rendimento da pessoa de forma evidente, inequívoca.

A tristeza patológica (humor depressivo) e a perda de prazer e interesse por atividades antes prazerosas (anedonia) são os dois sintomas mais marcantes do episódio depressivo, são os alicerces do diagnóstico, somando-se a outros inúmeros sintomas que discutiremos adiante.

Pessimismo e desesperança

Pessoas com depressão tendem a ver o copo meio vazio. O pessimismo é uma marca muito comum do transtorno, sendo o mundo geralmente rastreado dentro do viés negativo. A mente depressiva se apega à hipótese mais catastrófica, à versão que não deu certo, ao detalhe que saiu fora da expectativa. O que é bom passa batido, o que está ruim é amplificado e superestimado.

Muitas vezes ouvi a frase: "Ele é tão negativo que parece que atrai a desgraça!" Se realmente atrai eu não sei, mas que é um péssimo começo, isso é. O pessimismo exagerado é contagioso e cansativo, até porque não dá para gabaritar a vida. Algumas coisas sempre estarão um pouco erradas, fora de ordem; problemas vêm e vão, o futuro alberga alternativas de toda natureza. Para alguém depressivo, existe um efeito lupa (amplificador) sobre a imprecisão e o sofrimento, e um efeito funil (redutor) sobre o prazer. O cérebro mostra-se mal-intencionado mesmo antes do problema aparecer.

Assim, a pessoa fica mais rabugenta, surgem discussões em casa, na escola e no trabalho. Com frequência, a pessoa fica com fama de ser chata, seu negativismo distancia quem busca troca de energia positiva, e isso evolui para mais isolamento e muita perda de rendimento social.

Baixa autoestima

Eis aqui outra característica marcante de uma pessoa depressiva. Ela considera mau não apenas o mundo, mas também a si própria. Depressivos nutrem sentimentos recorrentes de inferioridade, exacerbam seus defeitos e rompem o pacto consigo mesmos, o pacto de se amar e respeitar até que a morte os separe.

É curioso notar que isso não é algo natural, que em geral gostamos de nós mesmos, apesar de reconhecermos alguns defeitos pontuais. Tendemos a considerar até que somos mais espertos do que realmente somos, o que é normal e é um aspecto positivo na maioria das vezes. Claro que tem gente que exagera, que se considera a última bolacha do pacote e parece se apaixonar narcisisticamente por si. A depressão leva ao caminho inverso. Nós nos sentimos feios, envelhecidos, empobrecidos, desinteressantes e por vezes incapazes. Viramos juízes atrozes de nós mesmos, perdemos parte do gosto de sermos quem somos. A baixa autoestima torna-se outra prisão, pois nos envergonhamos, nos isolamos e deixamos de extrair nosso melhor, perdemos por W.O. Sem confiança, a derrota está consumada.

Claro que o baixo rendimento escolar, social e profissional gerado pela depressão também exacerba a impressão de falência pessoal, levando a outro ciclo de amplificação e perpetuação da depressão. A recuperação da autoestima é um passo fundamental no caminho de volta, até porque somente ela é capaz de conectar o organismo com seus cuidados pessoais. Quem sofre de depressão muitas vezes se abandona, se alimenta mal, se veste de forma descuidada, abusa de vícios e comportamentos de autodestruição crônica, se exercita pouco e algumas vezes até começa a falhar em quesitos de higiene pessoal. Só cuidamos daquilo de que gostamos. E o mundo também não costuma gostar de quem não gosta muito de si.

Sentimento de culpa

É uma queixa muito comum de quem desenvolve depressão. Um sentimento de ser o responsável por tudo que não dá certo ao seu redor. Pessoas deprimidas frequentemente se referem à sensação de ter magoado alguém, tomado decisões equivocadas e de ser pivô de aspectos negativos da vida que levam. Elas sentem que o mundo as está julgando e que são responsáveis, inclusive, pelo estado de humor ruim que apresentam. Por muitas vezes ouvi de pacientes que eles não eram merecedores disso ou daquilo, que eram péssima companhia, que não conseguiam nem sequer dar conta de si próprios, que provocavam desuniões, perdas e sofrimentos nos outros. A depressão tenta muitas vezes ludibriar seu portador, colocando em suas costas um peso demasiado, injusto e insuportável. Poucos sofrimentos são piores que a sensação de culpa.

Superar a depressão é, em parte, estabelecer o real limite da culpa e da responsabilidade pelo problema alheio; aceitar que é impossível agradar a todos e acertar sempre, e que boa parte das ocorrências negativas têm seus próprios determinantes; aprender a atenuar sua pena, reconhecer seus cúmplices e dividir a responsabilidade não só pelos méritos das conquistas, mas também pelo encadeamento de tudo que segue um curso equivocado.

Angústia e ansiedade

Parece até que estou enxergando alguns pacientes, que colocam a mão espalmada no peito e dizem: "Tem uma coisa ruim bem aqui, um buraco angustiado, uma aflição, algo que precisa ser resolvido". A sensação de inquietude e de que algo ruim está prestes a ocorrer é frequente nos transtornos depressivos. Nem todo paciente depressivo tem ansiedade, mas trata-se de uma sobreposição frequente e perigosa.

A ansiedade leva à amplificação do estresse, ao sofrimento antecipatório, traz medo, receio e insegurança, exacerbando o contexto já desfavorável. Pessoas com ansiedade podem sentir falta de ar, taquicardia (coração acelerado), dores no peito, dificuldade em relaxar e transtornos do sono. A ansiedade pode vir como um sintoma adicional da depressão ou como um transtorno paralelo. Em medicina isso é chamado de comorbidade, algo que ocorre junto, mesmo que não esteja completamente correlacionado.

Existem diversas formas de transtorno ansioso: transtorno de ansiedade generalizada, síndrome do pânico, síndrome do estresse pós-traumático, fobias específicas, fobia social, entre outras. Todas são mais frequentes em pacientes depressivos. Muitas vezes é difícil saber o que veio primeiro, se o ovo ou a galinha. Não é tão fácil determinar se um quadro de ansiedade levou à depressão ou se a depressão exacerbou um quadro de ansiedade, mas as duas ocorrências são plenamente possíveis. Até porque a base das duas doenças é semelhante. Elas são compreendidas como disfunção prioritária das redes cerebrais dependentes da ação da serotonina. Se olharmos o tratamento, perceberemos que também existe muita semelhança, sendo os medicamentos antidepressivos classicamente usados com sucesso nos transtornos de ansiedade.

Se quiser se aprofundar no entendimento da ansiedade, sugiro que leia *O cérebro ansioso*, que publiquei em 2018. Nele abordo de forma abrangente os determinantes, as manifestações e os tratamentos relacionados aos transtornos de ansiedade. Tenho certeza de que será uma ótima leitura complementar a este material sobre depressão.

Como podemos perceber, a depressão é uma doença com inúmeras manifestações psíquicas. Os sintomas se fundem, se misturam e se exacerbam, levando o paciente às múltiplas alterações que trazem sofrimento e dificuldade de reação. Aliás, essa é uma característica desse tipo de transtorno. O paciente sofre com os sintomas, mas está limitado tanto para percebê-los como para enfrentá-los. É uma luta desleal, pois a síndrome depressiva leva o paciente para um ringue de olhos vendados e mãos atadas. Desapegado de si e da vida, qual força poderia motivá-lo? Inerte ao prazer e escravizado pela tristeza, que tipo de exposição poderia recuperá-lo? Por isso a depressão cresce nas sombras, tira o portador do baralho, isola-o e leva-o a acreditar que a vida é assim mesmo, que devemos nos conformar. Pode até ser que seja (em algum grau), mas o cérebro está falhando em atenuar as regras do jogo, pois ele tem material biológico para deixar a vida mais tranquila, mais leve e mais feliz. Existe, nesses casos, uma franca incompetência em levantar, sacudir a poeira e dar a volta por cima, como diria Paulo Vanzolini. Bora reabilitar esse sistema límbico! Bora realçar a serotonina, a dopamina e a noradrenalina, pois a vida não é opcional para quem já nasceu.

Mas essa listinha com os principais sintomas psicológicos da depressão ainda está incompleta. Em casos mais graves, podem surgir sintomas de franco desapego à vida, impulsividade, pensamentos recorrentes de morte, delírios compatíveis com o humor depressivo — como vozes que ordenam que se faça algo ruim, delírios de falência, visão de vultos —, agressividade e compulsões, entre outros.

Sintomas físicos

Começamos aqui outro grupo de sintomas frequentes na depressão. O cérebro é o grande maestro do organismo, é ele quem dita o comportamento, a regulação hormonal, o ritmo de sono e vigília, o ajuste fino do sistema imunológico, o ritmo intestinal, entre muitas outras coisas. Um cérebro doente por depressão derruba o equilíbrio geral, como um castelo de cartas que despenca após um peteleco em um de seus frágeis alicerces. Quando observamos o grau de acometimento à distância passamos a respeitar ainda mais nosso cérebro, que trabalha arduamente e sem folga para colocar certa ordem na casa.

Distúrbios do sono

Pessoas com depressão geralmente dormem mal. Existem diversas alterações do sono que são mais frequentes em transtornos depressivos, sendo a principal delas a insônia. A insônia é definida como a dificuldade em iniciar o sono e mantê-lo durante a noite, ou até mesmo como um despertar precoce, que gera uma sensação de noite maldormida, de descanso não reparador.

Na depressão, a forma mais comum de insônia é a dificuldade em pegar no sono, mas a alteração mais característica, mais específica, principalmente em pessoas mais velhas, é o despertar precoce, chamado também de insônia terminal, no fim da noite. Sabe aquela pessoa que "acorda com as galinhas" e não volta mais a dormir? Isso pode ser indício de insônia terminal. Mas temos que ter cuidado na interpretação, pois idosos, de modo geral, tendem a dormir cedo e acordar cedo, apresentam um encurtamento no tempo total de sono e por vezes tiram uma soneca à tarde. Chamamos esse sono em dois blocos de sono bifásico. Se não estiver comprometendo a saúde da pessoa, não necessariamente precisa ser tratado.

Mas voltemos à insônia da depressão. Consideramos relativamente normal que alguém vá para a cama e demore até meia hora para adormecer. Despertares noturnos podem ocorrer (para ir ao banheiro, por exemplo), mas em geral a pessoa volta a dormir em seguida, após alguns minutos. Ao despertar pela manhã, esperamos que o paciente se sinta disposto, sem sonolência excessiva ao longo do dia.

Para identificar uma insônia, precisamos olhar para a noite de sono, em busca de dificuldade para adormecer ou manter o sono, e devemos também olhar para os sintomas do dia, em busca de evidência de que a noite não foi reparadora, não cumpriu seu papel de reabilitar o físico, o cognitivo e o emocional de um dia para o outro.

É fato: a depressão perturba o sono. E, para piorar, a falta de sono perturba a depressão. Temos aqui a fome e a vontade de comer, unidas na perpetuação dos sintomas depressivos.

À noite, muita gente sente mais solidão, introspecção, e se aprofunda em seus devaneios melancólicos. A madrugada às vezes se torna uma ilha de aprofundamento dos sintomas. Muitos depressivos perdem o sono envoltos nos seus próprios pensamentos e na sensação de que sua tristeza encontrou alguma congruência na calada das noites sem fim. O cérebro depressivo regula mal seus ciclos, a noite vende caro os minutos, por vezes os pensamentos se embaralham, se confundem, em uma mistura de sono, sonhos, realidade e melancolia.

A repercussão da insônia é sentida a curto, médio e longo prazos. Quem dorme menos fica mais irritado, mais cansado e de mau humor. Surgem sintomas de desatenção, esquecimentos, falta de criatividade e indisposição. Dormir mal gera desconforto muscular, dores de cabeça, sensação de tontura e, é claro, sono durante o dia. Perceba como os sintomas da insônia se parecem com os da depressão. No tratamento da depressão é muito importante dar atenção especial ao sono. É fundamental agarrar essa ponta solta do novelo de sintomas e disfunções e organizar esse período, pois assim gera-se um efeito cascata que pode melhorar muito outros sintomas depressivos. Falaremos sobre tratamento mais à frente, mas já ressalto que é fundamental estabelecer hábitos de sono saudáveis, regularidade, controle de ambiente, controle da luminosidade, atividades de transição de um dia agitado para uma noite tranquila, além de eventualmente, em casos selecionados, serem necessários medicamentos específicos por determinado tempo. Para alguém em tratamento contra a depressão, dormir bem não é opcional, é obrigatório.

Outra possibilidade de disfunção do sono que pode acompanhar esse tipo de transtorno é a hipersônia. Esse termo esquisito versa sobre um conceito simples: o aumento da necessidade de sono. Em vez de desenvolverem insônia, alguns pacientes desenvolvem uma sonolência excessiva, tanto à noite como de dia. Dormem nove, dez, onze horas, tiram cochilos, passam o dia sonolentos e bocejando, com vontade de estar sempre na cama. Trata-se de uma forma de desligamento, de fuga da realidade inóspita imposta pelo difícil enfrentamento do dia. Muitos pacientes referem que o corpo "pede cama", que só se sentem um pouco melhores deitados entre cochilos e breves despertares.

O cérebro controla o ritmo do sono através, principalmente, de uma região profunda e poderosa chamada hipotálamo. Essa região possui importantes conexões com o sistema emocional, límbico, e é por ele muito influenciada. Dormir bem é sinal de saúde, e gera mais saúde. Existem evidências de que os distúrbios de sono pioram a pressão arterial, elevam o risco de arritmias, alteram o metabolismo da glicose e o gerenciamento do colesterol, perturbam a imunidade, pioram o controle sobre dores crônicas e agudas; enfim, é mau negócio.

Fadiga e indisposição

Mesmo entre os pacientes que dormem razoavelmente bem é comum a queixa de fadiga, cansaço físico e indisposição para o exercício e até mesmo para as atividades cotidianas. A mente depressiva parece estar sempre com a bateria acabando, rodando com pouco combustível. Os pacientes referem que sentem o corpo pesado, que pequenas atividades levam à sensação de astenia, de falta de ar, de mal-estar muscular, fazendo-os parar, ficar sentados ou deitados, sem fazer nada por um tempo. Isso pode ser pior no calor ou em dias mais tensos e estressantes, mas é um sintoma quase sempre contínuo e, por vezes, incapacitante.

A falta é de uma energia vital, do tal do entusiasmo que nos move. Muitos até planejam realizar coisas, mas na hora de colocá-las em prática parecem estar sempre se arrastando e sem coragem para dar o passo inicial e migrar do mundo das ideias para o mundo da execução. Depressivos tendem a procrastinar, empurrar com a barriga, deixar para depois, acumular problemas, lidar apenas com urgências (quando muito), colocando boa parte das pequenas questões diárias da vida para baixo do tapete, apenas longe dos olhos, mas distante da resolução. Com isso, o tempo passa preguiçoso, cansado, sofre-se muito e realiza-se pouco. A zona de conforto do depressivo é a toca da esquiva, da inaptidão, do isolamento. O depressivo desafia a famosa lei da inércia (de Isaac Newton): ele jaz parado, mesmo que forças busquem agir sobre ele.

É importante notar que o cansaço da depressão é em grande parte físico, corporal, orgânico, não se trata somente da fadiga psíquica. As duas formas de indisposição andam juntas, e uma piora a outra. Como as coisas geram muito sofrimento e desgaste, aos poucos a pessoa vai abdicando dos afazeres, do exercício, de tudo que parece ser demasiadamente desgastante.

A fadiga patológica é um sintoma frequente também em outras doenças crônicas, como hipotireoidismo (funcionamento abaixo do esperado da tireoide), fibromialgia (por vezes também associada à depressão), esclerose múltipla, doença de Parkinson, insuficiência da glândula adrenal e anemia, entre outras.

Distúrbios do apetite

Aqui temos uma ocorrência muito comum e importante na depressão: as alterações do apetite. Poucas coisas no organismo são tão instintivas como a avidez alimentar. Somos sinalizados pela fome de tempos em tempos e temos verdadeira adoração por sabores, cheiros e aspectos interessantes da comida. A alimentação tem importante base biológica no processo evolutivo de manutenção da vida, mas, no ser humano, também assume forte papel afetivo, cultural e social. A depressão altera essa dinâmica. Essa alteração é variável, podendo pender para a baixa do apetite, com eventual perda de peso, ou para o aumento do apetite, culminando em ganho de peso e às vezes fenômenos de compulsão. O quadro não é pontual e de rápida resolução; geralmente a alteração do apetite é nítida e persistente, sendo um parâmetro de certa gravidade no processo depressivo.

A alteração do apetite tem causas múltiplas; existe perda do prazer associada ao ato de se alimentar e também a um certo desleixo do cérebro com relação à própria manutenção do organismo. Os sensores de quantidade e de oscilação de peso funcionam mal, aceitando alterações dramáticas sem que o comportamento que deu origem à mudança de peso seja questionado ou revertido. O problema diz respeito tanto à quantidade — para mais ou menos — como à qualidade. Os pacientes muitas vezes se desapegam da alimentação saudável, que exige esforço e traz pouco prazer por causa dos sabores mais atenuados, das dificuldades de preparo e eventualmente do custo. Quando estão com fome ou angustiados, eles tendem a consumir alimentos calóricos, adocicados ou gordurosos na tentativa de elevar o teor de prazer por "metro quadrado", o que culmina em dietas inadequadas e de má qualidade nutricional. Em alguns casos o processo leva à piora imunológica, de pele, unha e cabelo, e também a quadros de desnutrição, sobrepeso e obesidade.

Em tristezas normais, reativas a um evento que causou mágoa ou frustração, em geral o apetite é relativamente preservado.

Mudanças persistentes do apetite por mais de duas semanas devem sempre levantar a dúvida quanto a uma doença física ou emocional em curso, merecendo toda a atenção. Da mesma forma, oscilação superior a 5% do peso, para mais ou para menos, em período inferior a seis meses, também merece avaliação clínica abrangente.

Nas depressões agudas típicas (mais comuns), a alteração mais vista é a perda do interesse alimentar do paciente, com redução de quantidades, falta de empolgação mesmo diante de pratos do seu espectro de interesse, refeições puladas e períodos de jejum, com eventual perda de peso. Entremeados a isso podem haver, em alguns casos, momentos de escolhas menos saudáveis e períodos mais compulsivos.

O aumento do apetite é um pouco menos comum, mas acontece com relativa frequência também. E é muito perigoso, uma vez que o ganho de peso agrava o estado de saúde, piora a autoestima e vira uma fonte intensa de culpa e frustração, uma vez que depende do controle do impulso do paciente.

Problemas sexuais

Lá vem outro prazer destruído pela depressão. O comportamento sexual é derivado de uma série de fatores, como sexo, idade, momento de vida, relação interpessoal com o companheiro ou companheira, questões hormonais, etc. Mas o fator emocional é bastante determinante da nossa disposição e rendimento no sexo. Isso porque a motivação do sexo é, na grande maioria das vezes, obter e provocar prazer, o que exige tensão sexual, ereção, lubrificação, relaxamento e capacidade eventual de obter o clímax do prazer, o orgasmo. Digo que a razão do sexo é o prazer na "maioria das vezes" porque também é claro que existe uma razão reprodutiva, mas ela ocorre na minoria dos encontros amorosos. Sob a visão da mãe natureza, da pressão evolutiva, sob a ótica biológica, a coisa é um pouco diferente. A natureza nos premia com vontade e prazer, pois ela sabe muito bem que sem sexo não conseguimos nos reproduzir, sendo esse um comportamento absolutamente relevante na perpetuação da espécie. Por isso o sexo nos brinda com sensações agradáveis, com moléculas analgésicas e redutoras de tensão, com uma *overdose* de dopamina, serotonina, adrenalina, endorfinas e outras "inas" que não vêm ao caso agora. A natureza cravou em nossa mente um apego ao sexo, algo bastante forte e resistente, já para não ter erro. Mas não é que às vezes dá errado?

Se pensarmos friamente no sexo veremos que se trata de uma atividade meio esquisita, exótica, que exige um grau razoável de intimidade, de falta de pudor, de desgaste muscular, de empenho de tempo e por aí vai. Mesmo assim, a natureza faz valer a pena, dado o mecanismo potente de recompensa e de avidez. Adivinha se a depressão não compromete isso.

Pessoas com depressão costumam ter redução significativa da libido e da busca sexual. A projeção do prazer é falha, a expectativa de uma interação prazerosa é mínima, sendo que a relação muitas vezes nem sequer chega perto de começar. Quando começa, é tensa, dificultosa. Ereção mais ou menos, quando ocorre, lubrificação complicada, encaixes imprecisos. A dificuldade real do sexo fica aparente com excesso de pudor, vergonha, baixa autoestima, frieza e automação. Sem avidez e prazer antecipatório, o clímax vira lenda. O brinquedo quebrou. Após algumas tentativas frustradas, vem o pensamento: "Sexo é luxo, não é obrigação, já deu pra mim". Portadores de depressão geralmente penduram as chuteiras. É importante notar que sexo é hábito. Períodos de afastamento por meses de depressão, por exemplo, podem culminar no distanciamento definitivo de um casal, até porque as causas da esquiva raramente são explícitas e discutidas dentro de uma relação, o que gera um desinteresse geral e contagioso.

A depressão faz o sexo dar muito trabalho e pouco prazer. Ela altera a libido, a ereção/lubrificação e o orgasmo, prejudicando o processo em todos os níveis, inclusive o relacionamento pessoal. Como o sexo é a via final de um processo complexo de trocas afetivas, quando não nos suportamos e não suportamos o mundo ele se torna obsoleto, perversão, energia dispersa sem propósito, concessão e violência. Mesmo a masturbação pode ficar prejudicada e ineficaz. O depressivo segue em frente sem mais esse prazeroso pedaço da vida, que continua cada vez mais melancólica, frustrada e infeliz.

Esse é um tema complicado em saúde, cheio de estigma e pouco abordado na maioria das consultas. As pessoas se sentem tímidas e constrangidas, muitos preferem responder a um questionamento do médico com um gélido "Está tudo bem", mais falso que uma nota de três reais. Precisamos evoluir muito nesse quesito. Tanto do lado de cá da mesa, na entrevista clínica, reservando um espaço para a abordagem leve e acolhedora dos problemas sexuais, como do lado de lá, com pacientes mais à vontade e seguros para falarem sobre sua intimidade, uma vez que esse é um item importante de saúde, tanto no diagnóstico como na abordagem terapêutica (tratamento).

Ainda nesse quesito, há outra questão a tratar, que é o efeito dos medicamentos antidepressivos no desempenho sexual. Alguns medicamentos podem provocar efeitos colaterais como redução de libido e atraso ou dificuldade na ejaculação/orgasmo. Não é todo paciente que apresenta esse tipo de efeito colateral, mas uma parcela significativa pode apresentá-lo, mais um motivo para que o problema seja abordado no início e durante o tratamento, com ajustes na tentativa de minimizar esses sintomas. A boa notícia é que a dificuldade tende a ser transitória em boa parte dos casos, em geral melhorando no decorrer do tratamento. Outra notícia relativamente boa é que esse tipo de sintoma tende a ser menor com doses menores e tende a desaparecer com a descontinuação (algo que só deve ser feito sob determinação médica, dado o risco de abstinência por retiradas abruptas ou fora do melhor momento). Os antidepressivos mais modernos apresentam um perfil melhor de tolerabilidade e menos efeitos sexuais que os mais antigos. Em casos nos quais sua utilização é possível e pertinente, o paciente tende a sofrer menos esses conhecidos efeitos colaterais.

Precisamos lembrar que o transtorno depressivo, por si só, destrói qualquer vida sexual. Melhorar da doença costuma melhorar diversos aspectos da vida, inclusive o sexual. Efeitos eventuais, transitórios e administráveis dos medicamentos devem ser avaliados à luz de seus claros e inequívocos benefícios (relação custo/benefício). Na medida do viável, o médico e o paciente devem discutir as alternativas para minimizar esses e outros possíveis efeitos colaterais do tratamento.

Confesso que às vezes até gosto um pouco quando um paciente com depressão reclama que o remédio tem atrasado sua ejaculação. Isso é sinal de que a vida sexual está ativa, de que o sexo começa (libido) e perdura (carícias/ereção/lubrificação) em busca do clímax. É sinal do retorno do comportamento que rastreia o prazer, dedicando-se a ele, dando nova condição de protagonismo a um dos maiores presentes da biologia.

Bem, antes de finalizar este bloco sobre sintomas sexuais na depressão, aproveito para retornar ao início da conversa. A vivência sexual tem inúmeros determinantes afetivos, hormonais, de relacionamento, de saúde geral, etc. Quando abordamos um paciente com tal queixa, devemos avaliá-lo de forma também abrangente e tentar agir não só no ponto emocional, mas também em possíveis complicadores. Por isso, em muitos casos, são feitas: avaliação hormonal, consulta com o ginecologista/urologista, terapia de casais, etc. Uma abordagem que chamamos de multidisciplinar.

Dores de cabeça e musculares

A relação entre dor e depressão é bastante intensa, sendo uma via de mão dupla. Pessoas com depressão tendem a sentir mais dores, assim como portadores de dor crônica apresentam maior risco de depressão.

Durante um episódio depressivo, muitos pacientes se queixam de agravamento de dores de cabeça, seja das mais leves e difusas (chamadas de tensionais), seja da enxaqueca, um tipo peculiar, geralmente latejante, intenso, predominantemente de um lado da cabeça, com náuseas e intolerância à luz, a barulhos e odores fortes. Nesses casos, a depressão costuma agravar um quadro previamente existente, fazendo as crises de dor surgirem com mais frequência e intensidade.

Além de dores de cabeça, a depressão também se associa a dores pelo corpo, mais difusas ou mais localizadas, como no pescoço, nas costas ou membros; geralmente são musculares, nos tendões ou articulações, de padrão crônico, sem um motivo ortopédico evidente ou desproporcional a ele. Na verdade, a depressão leva a falhas nos mecanismos de controle cerebral da dor. Como o cérebro está mais sensível ao que é negativo, deixa passar sensações dolorosas e desagradáveis que normalmente eliminaria, ou pelo menos atenuaria. Os transtornos depressivos escancaram os portões da entrada dolorosa, superestimando dores espontâneas ou eventos dolorosos de baixa intensidade inicial, sem a presença de alguma lesão especial. Com isso, o paciente sofre com dores frequentes, que migram de um local a outro ou ocorrem de forma difusa, sem nenhuma explicação.

Alguns pacientes preenchem critérios para uma doença chamada fibromialgia. Nessa patologia, o paciente apresenta dores pelo corpo, em ambos os lados, tanto abaixo como acima da cintura, na maioria dos dias, por mais de seis meses consecutivos. Pode associar-se à dor: fadiga intensa, distúrbios intestinais, alterações de sono, queixas de esquecimentos, sensações de inchaço e pontos sensíveis à compressão pelo corpo (isso é avaliado no exame físico). A fibromialgia é uma doença bastante frequente na população, sua causa é desconhecida e os exames não mostram nenhuma alteração, nenhuma evidência de lesões estruturais nem de inflamação. Estima-se que pelo menos 50% dos pacientes com fibromialgia desenvolvam depressão, o que mostra uma sobreposição intensa entre essas duas patologias, mas também que existe fibromialgia sem depressão; portanto, elas são doenças relacionadas, mas não a mesma doença. A fibromialgia ocorre mais em mulheres de meia-idade (cerca de oito mulheres para cada homem acometido). O tratamento pode incluir classes específicas de antidepressivos, com ação tanto no humor como nas dores crônicas, que são a marca desse transtorno.

Como dito anteriormente, um paciente que sofre de dor crônica por outros motivos também tem risco maior de apresentar depressão, principalmente nos quadros de dor intensa, incapacitante e crônica. São exemplos comuns de dor que leva à depressão: neuropatias periféricas, dor pós-herpes, neuralgia do trigêmeo, dor lombar crônica grave, artrose intensa, a própria fibromialgia, doenças reumatológicas como o lúpus e a artrite reumatoide, casos de câncer com dor oncológica, etc.

Trata-se de uma via de mão dupla. Dores psíquicas amplificam dores no corpo, assim como dores no corpo sentidas por tempo demasiado também culminam em sofrimento psíquico evidente.

A depressão não respeita em nada a fronteira teórica entre físico e emocional, demonstrando (a duras penas) que temos um contínuo, validando o conceito de mente sã, corpo são — e vice-versa.

Problemas gastrointestinais

A ligação entre o cérebro e o intestino é complexa. Quanto mais se estuda, mais evidências surgem de que o intestino influencia a dinâmica cerebral e a dinâmica cerebral influencia o intestino. Essa relação passa pela flora bacteriana intestinal, pela sensibilidade e intolerância intestinal a algumas substâncias (como o glúten e a lactose, por exemplo), pelo próprio ritmo de digestão e a capacidade de eliminar o resíduo não digerido. Da mesma forma, o cérebro influencia diretamente as sensações gástricas e intestinais. Dependendo de nosso estado de espírito, podemos ficar com o intestino mais solto ou mais preso, podemos acumular mais gases, podemos nos sentir empachados, e por aí vai.

Por exemplo, quem nunca ouviu alguém dizendo que teve uma gastrite ou uma úlcera por ser muito nervoso? Ou descobrir que seu mau humor era culpa de um intestino muito preso, ou que melhorou o humor quando identificou uma intolerância alimentar e modificou determinado hábito?

Pessoas com depressão frequentemente apresentam queixas gastrointestinais, reclamam que o intestino é demasiadamente preso ou solto; existem aquelas que referem que ele é instável e imprevisível, sugerindo até o diagnóstico de intestino irritável, um transtorno também bastante associado à depressão. São comuns queixas de má digestão, aftas frequentes, dores e cólicas abdominais, entre outras.

Aqui também é fundamental valorizar as queixas e buscar atenuar os sintomas, procurando as causas associadas, como gastrite, refluxo, parasitas intestinais, doença inflamatória do intestino, intolerâncias e maus hábitos alimentares e de evacuação. Em casos mais severos, a participação de um médico gastroenterologista pode ajudar muito no diagnóstico e na estabilização dos sintomas.

O intestino que funciona mal é uma fonte de sofrimento e frustração, trazendo alterações sociais relevantes. Há pessoas que deixam de viajar, restringem de forma abrangente sua alimentação, evitam festas e atividades educacionais e profissionais pelo mau funcionamento do trato gastrointestinal.

Bem grandinha essa lista de sintomas físicos, não é? Perceba que é tão grande quanto a lista de sintomas emocionais. Isso demonstra que a depressão nos faz adoecer do pescoço para cima, mas sofremos também do pescoço para baixo. O efeito cascata gerado por um cérebro adoecido e insuficiente culmina em uma sequência de desarranjos que se sobrepõem e até podem simular outras doenças, levando a especialistas diversos e a investigações penosas, cansativas e por vezes desnecessárias. Atentar para a hipótese de depressão diante do grupo de sintomas descritos exige conhecimento sobre a doença e respeito ao poder do cérebro de justificar tais alterações.

E essa lista de sintomas físicos ainda está incompleta, e sempre estará, pois a depressão pode causar muitos outros sintomas no corpo, como tonturas, formigamentos, sensação de cabeça oca, sensação de flutuação, alteração de brilho e turgor da pele, cabelos e unhas fracas, machucados autoprovocados, entre outros sintomas ocasionais.

Quem sofre de depressão muitas vezes está imerso no estresse crônico e demasiado, uma vez que vivencia seu mundo interior tóxico e constantemente melancólico. Com isso, pode haver secreção excessiva de cortisol (por parte de uma glândula que fica acima dos rins, chamada suprarrenal), que pode levar a obesidade visceral, disfunção de colesterol (gorduras no sangue), piora da glicemia (açúcar no sangue) e redução da imunidade (principalmente com relação a doenças virais, como diarreias, resfriados, gripes e reativação do vírus do herpes).

Alguns pacientes parecem apresentar mais sintomas físicos que outros. É sabido, por exemplo, que a depressão em idosos é muitas vezes expressa com predominância desse tipo de sintomas. Seja como for, a presença de sintomas físicos aponta para o conceito de depressão como doença orgânica, abrangente, que nasce no cérebro, mas que de forma alguma se restringe a ele.

Sintomas cognitivos

Vamos seguir para o terceiro e último grupo de disfunções provocadas pela depressão. Esse é o grupo menos difundido e menos estudado, apesar de ser de extrema importância para compreender algumas formas de apresentação peculiar do transtorno e o impacto na qualidade de vida que ele pode causar.

Falaremos aqui das dificuldades cognitivas, intelectuais, impostas pela depressão. Os portadores costumam perder rendimento de concentração, memória, criatividade, curiosidade, análise e tomada de decisões, o que causa problemas na escola, no trabalho e até mesmo na dinâmica dos relacionamentos pessoais. Em pessoas mais velhas esses sintomas podem ser bem intensos, simulando até mesmo quadros de demência, reversíveis com o tratamento isolado da depressão.

Falta de atenção

Muitas vezes, durante o episódio depressivo o paciente apresenta-se disperso, meio desconectado, aéreo, mostra dificuldade em direcionar e sustentar a atenção em determinada tarefa. É frequente a queda no rendimento de uma leitura mais longa, a franca dificuldade em acompanhar uma aula expositiva ou até mesmo assistir a um filme mais complexo. A mente tende a vagar para dentro de si, imergir nos seus problemas existenciais ou ser levada a brancos de pensamento ou a estados de sono superficial. Pensamentos negativos concorrentes, paralelos, podem ajudar a piorar essa desatenção. Acredita-se que o problema seja causado em parte pela falta de interesse e pela baixa extração de prazer durante a atividade (base emocional da depressão), em parte pelo mau funcionamento dos lobos frontais, dada a baixa ação de neurotransmissores como a dopamina e a noradrenalina, importantes reguladores do foco sustentado e da capacidade de canalizar a energia mental para uma única tarefa.

Seja como for, a maioria dos pacientes, quando questionados ou testados formalmente, mostram redução da capacidade de concentração em relação à sua *performance* antes da depressão.

Esquecimento

Queixas frequentes entre pacientes com depressão: dificuldade de evocar nomes, lembrar de conceitos, administrar informações, memorizar conteúdos, etc. A memória depende muito da atenção, e, como os depressivos estão dispersos e desatentos, isso por si só já explica boa parte das queixas de esquecimentos. Muitos contam que esquecem onde deixaram o carro, deixam a chave pendurada na fechadura, perdem objetos como carteira e celular, passam batido por datas comemorativas, deixam de dar recados relevantes, e por aí vai. A distração tira a informação do gerenciamento do momento (chamamos de memória operacional), tira a tarefa momentaneamente do foco da consciência, gerando uma desconexão transitória com a informação.

A depressão deixa o cérebro mais lento e tende a deixá-lo menos conectado à informação. Como a captação de prazer está comprometida, perdemos outra ferramenta importante de fixação da informação. Existe uma máxima em *marketing* que diz: "Em propaganda, ou você diverte, ou você emociona". Faz todo o sentido, pois lembramos mais e melhor daquilo que achamos graça ou que nos surpreende intelectualmente; gostamos de boas sacadas, de coisas espirituosas ou emotivas. A emoção pode ser boa ou ruim, porque também fixamos bem as tristezas e as histórias emocionalmente pesadas. Mas perceba como esse tingimento emocional da informação e vivências está ruim no contexto da depressão. Quando estamos demasiadamente entristecidos, perdemos a conexão com a graça e com a emoção positiva alheia, ficamos refratários ao prazer. Do ponto de vista da emoção triste, estamos mais reativos a ela, por vezes sensíveis até demais. Com isso, nossas memórias passam a ter um viés melancólico. O que é bom passa por nossos olhos e tem dificuldade de ser gravado na mente, o que é ruim passa e é amplificado, sofrido, sentido na alma e vai livre, leve e solto para dentro da nossa memória. É uma lembrança seletiva e enviesada para a melancolia.

Muitas vezes já escutei um familiar dizendo algo assim: "Ele só lembra de coisa triste, de algo que deu errado, das desgraças da vida, tanta coisa boa já aconteceu e ainda acontece, mas ele está cego para elas e perdendo a chance de curti-las com mais qualidade".

Mas não só a fixação está deficiente e prejudicada transitoriamente pela depressão, o rastreamento da informação também. Os depressivos tendem a buscar dentro de si informações congruentes com seu humor. Tendem a procurar argumentos negativos que justifiquem sua emoção negativa e seu sofrimento, e com isso parecem estar sempre remoendo e ruminando informações depressivas. Muitas vezes fica a dúvida: "Será que estou depressivo por tudo que sofro e já sofri, ou será que todo esse sofrimento foi e é sentido porque estou depressivo?" É um exemplo do paradoxo de Tostines. Já adianto que as duas hipóteses podem estar corretas e ser complementares.

O fato é que a memória é uma das funções cerebrais mais sensíveis à perturbação, pois é complexa e exige processos sequenciais. Para uma boa memória é fundamental uma boa vivência, intensa, vibrante, interativa, é preciso um cérebro saudável, engajado, motivado, atento e capaz de criar ligações mentais para uma futura evocação. Além disso, é preciso ainda que tempos depois, no ato da evocação, o sistema de rastreamento da informação esteja capacitado e esperto para encontrar a informação correta na hora certa. É uma verdadeira corrida de obstáculos. Na depressão, o processo fica comprometido em diversos níveis, levando a brancos, lapsos, memórias imprecisas e baixo rendimento. A boa notícia é que o quadro é geralmente reversível, pois o problema não é na estrutura, mas na função; com o tratamento da depressão a cognição se eleva como um todo, trazendo o rendimento novamente à normalidade. É como se fosse um problema de *software* (programas), não de *hardware* (estrutura do computador). Corrigindo a programação, eliminando o "vírus", reinstalando e organizando a casa, tudo tende a rodar melhor.

Mas sabe, meu amigo leitor, muitos especialistas (tanto psiquiatras como neurologistas) acreditam que a depressão crônica sem tratamento, mantida ao longo de muitos anos ou décadas, pode levar a um empobrecimento cognitivo persistente, sendo um fator de risco para doenças degenerativas que possam levar ao esquecimento. Esse vínculo causal ainda carece de melhores evidências científicas, mas existem indícios de que o processo depressivo muito arrastado e negligenciado possa levar a um sofrimento cerebral inflamatório que poderia culminar, em um grupo de pessoas com predisposição, na elevação do risco para quadros demenciais na terceira idade. Fica aqui o alerta e um ponto de interrogação, a ser respondido de forma mais definitiva pela ciência nos próximos anos. Seja como for, essa teoria reforça ainda mais o conceito de que a depressão é uma porta de entrada para outros transtornos de saúde, sendo um fator de risco abordável e potencialmente reversível, que merece todo o protagonismo do mundo nas políticas de saúde pública.

Falta de criatividade

A criatividade é a fina flor da mente humana. É a função que mais me fascina e me apaixona. Ser criativo é olhar de um jeito diferente, refletir de forma nova sobre velhos problemas da vida. Criatividade é dar uma solução cativante e resolutiva fora da curva, trabalhando na contramão do senso comum. A solução criativa em geral é simples, eficiente e encantadora. É um lampejo de brilhantismo, o vislumbre de um "pulo do gato", algo muito valorizável no mundo empresarial, nas situações sociais e em diversos aspectos da vida. Todo mundo gosta de alguém com ideias criativas, diferentes, pois são pessoas interessantes, surpreendentes e cheias de graça. Agora, para o cérebro ser criativo ele precisa estar em ótimas condições, precisa se esforçar para trilhar raciocínios alternativos, para fugir do óbvio, precisa forçar um olhar diferente, se dar uma certa chance ao erro, arriscar, ter a capacidade de insistir em linhas de raciocínio anedóticas, enfim.

A criatividade exige risco e empenho intelectual; a mente precisa estar ligada e em busca da sacada. Adivinha para onde vai a criatividade na depressão: vai pro saco, já era! Nem sei se posso falar desse jeito aqui, acho que o revisor deste livro vai puxar minha orelha, vamos ver se vai passar. Mas esse é o português claro.

A depressão simplifica o intelecto. A criatividade exige muito mais. Por isso, pessoas com depressão queixam-se e sofrem por dificuldade criativa, baixa produção de boas ideias e rendimento social, escolar e profissional abaixo da sua média anterior. Se o cargo profissional exige produção criativa, como em propaganda e *marketing*, arte e música, entre outras, o quadro fica ainda mais dramático e pode incapacitar pela falta de produção e longas fases de bloqueio criativo.

A depressão come pelas beiradas. O roubo da criatividade é um crime quase perfeito, pois é difícil de perceber e aprisiona mais um pouco a mente a padrões preconcebidos, dificulta a visualização de saídas e leva a uma situação de pressão com poucas ou nenhuma alternativa. É o tipo de transtorno que engessa a mente, e uma mente engessada é mais fácil de se deixar dominar. Vamos fazer um esforço agora para lançar um olhar de otimismo sobre a depressão. Gosto de pensar que doença nenhuma apenas tira. Isso mesmo, doença nenhuma surge e evolui sem deixar um recado e um legado ao seu portador, e isso também precisa valer para a depressão. Ela faz o portador se aprofundar em si, leva-o a sensações intensas e reflexivas sobre a natureza da vida, as prioridades, as motivações e a própria relação mundo-homem. Ela abre os olhos para um universo hiper-realista, crítico, fora do prisma fantasioso do prazer e da recompensa, ela mostra um mundo que de outra forma não seria visto. E isso é patrimônio de vida, é experiência, é aprendizado e arsenal mental para algumas coisas, inclusive produção artística. Se pensarmos em obras de fundo e viés melancólico, introspectivo e doloroso, veremos que a depressão pode ter sido um combustível criativo para poemas, músicas, quadros, livros, etc. A depressão é também fonte de superação, de mudanças de hábito, de reorganização de vida, por vezes só obtidas após o desconforto atroz por ela imposto. Mas isso é assunto para outro momento.

Falta de curiosidade

Eis aqui outro sintoma importante que quero discutir com você. E saiba que se trata de um conceito meio moderno e "curioso" sobre a depressão: ela perturba nossa curiosidade. E o faz de forma intensa. Tão intensa que algumas pessoas que abordam esse tema consideram a curiosidade como o antagonismo da depressão. Ou seja, deprimir-se seria perder a curiosidade pela vida ou pelas coisas da vida. E isso faz algum sentido. Pessoas depressivas perdem o interesse pelo novo, seguem em progressivo isolamento dentro da roda da rotina, deixam de caçar ocorrências universo afora e não saem do quadrado da sua própria tristeza. Perdem a vontade de aprender, de viver o diferente, de arriscar, de voar, aquele impulso interno que nos mantém inspirados e nos move para dentro de conversas e para fora do nosso quarto. A depressão é o inverso da curiosidade, quem diria. E ser curioso é algo da natureza humana. Nós nos metemos na vida dos outros, buscamos notícias aqui e acolá, corremos atrás de paisagens, queremos saber mais, temos naturalmente sede de explicações. A mola da vida se chama curiosidade — pura, instintiva e simples. No dia em que acordamos sem ela, passamos a experimentar uma certa cegueira, vendo apenas nosso mundo conhecido e nos contentando com ele.

A verdade é que o mundo conhecido é a pequena ponta de um gigantesco *iceberg*. Quanto mais conhecemos, maior fica nossa ignorância. Quanto mais aprendemos, mais consciência tomamos do que falta aprender. Toda vez que nos dedicamos ao estudo de algo, empurramos a fronteira do desconhecido para a frente. Quem sabe pouco tem pouca ideia daquilo que não sabe. É uma questão filosófica relevante. O conhecimento alimenta o desconhecimento, gerando mais fome de saber, em um processo de motivação cíclico e empolgante.

Há uma frase interessante atribuída à escritora americana Dorothy Parker (1893-1967) que diz mais ou menos assim: "A cura para o tédio é a curiosidade. Já para a curiosidade não há cura".

Por isso não podemos abandonar nossa curiosidade. Ela é a antítese da depressão. Não podemos deixar de aprender e nos importar com o mundo desconhecido, precisamos cavucar aqui e ali atrás de informação, vivência e ocorrência fora do nosso espectro vivido. Precisamos olhar ao redor, perguntar sobre os outros, fofocar, investigar, aceitar convites. A curiosidade matou o gato, mas pode salvar os depressivos.

Dificuldade em tomar decisões

Essa é a via final do trabalho cognitivo, decidir. Para isso, precisamos conhecer bem o problema, o contexto, buscar opções de solução dentro de nosso arsenal pessoal, criar alternativas inéditas, projetar resultados, testar mentalmente as hipóteses, definir prioridades, enfim. É um complexo trabalho executivo, tão mais complicado quanto mais difícil for a decisão a ser tomada. Toda escolha traz seus riscos e suas perdas. Como um enxadrista, o cérebro tentará compreender a necessidade do momento e fará sua jogada pautado na projeção do resultado, duas, três ou até mais jogadas à frente. É um jogo de ação e reação.

Toda decisão é uma mescla de raciocínio lógico e reflexões emocionais. Por mais que tentemos filtrar o impulso, o medo, as memórias afetivas, mesmo assim teremos decisões híbridas. Na depressão, o tom emocional está alterado. A culpa, a sensação de derrota, o pessimismo, a falta de criatividade, a introspecção e a motivação reduzida levam a um processo de tomada de decisões muito lento e dificultoso. O sistema da lógica e da razão também não está funcionando bem, está vagaroso e empobrecido, sem foco e sem sua força motriz, o entusiasmo. Depressivos quase sempre derrapam na hora de tomar decisões, procrastinam, ficam em dúvida e inseguros. Quando forçados, acabam por escolher caminhos mais conhecidos, com menor comprometimento e menor gasto de energia, são mais conservadores e tendem mais a manter do que a enfrentar mudanças. O problema é que a vida é um processo contínuo de decisões, das pequenas escolhas às grandes opções, passamos todo nosso tempo de vigília decidindo. Por mais contaminada pelo sistema emocional que esteja, uma decisão precisa de lucidez racional; boas decisões por vezes exigem coragem e otimismo, por vezes são jogadas contra a probabilidade, por vezes precisam aproveitar uma estreita janela de oportunidade que logo se fecha; decisões lentas e congruentes com as emoções depressivas são fadadas ao fracasso. E pequenos fracassos levam a grandes prejuízos pessoais, sociais, profissionais, e lá vai a vida se apequenando diante dos olhos amuados dos depressivos, que muitas vezes reagem à derrota com o reforço do seu próprio pessimismo: "Tudo sempre dá errado para mim". Com péssimas decisões, ou com falta de decisões, alimentamos um pouco mais nosso algoz, até nos convencermos de que realmente não somos mais capazes de jogar o jogo da vida.

Os principais sintomas da depressão

Sintomas psíquicos
Tristeza patológica (humor depressivo)
Dificuldade em sentir prazer (anedonia)
Pessimismo e desesperança
Baixa autoestima
Sentimento de culpa
Angústia e ansiedade

Sintomas físicos
Distúrbios do sono
Fadiga e indisposição
Distúrbios do apetite (podendo alterar o peso)
Problemas sexuais
Dores de cabeça e musculares
Problemas gastrointestinais

Sintomas cognitivos
Falta de atenção
Esquecimento
Falta de criatividade
Falta de curiosidade
Dificuldade em tomar decisões

A floresta depressiva

Após este longo capítulo, tenho certeza de que você já tem uma boa visão geral do processo depressivo. Como conversamos, o fundamental é a floresta, o conjunto da obra, a junção dos sintomas expressos por um tempo e em determinado contexto, com impacto evidente na qualidade de vida da pessoa.

Na vida real, a expressão da depressão é bastante individual, e cada caso apresenta peculiaridades e um mosaico bem característico dos sintomas discutidos. Mas, de modo geral, sempre há acometimento psíquico, físico e cognitivo em algum grau.

Não quero que ninguém seja capaz de diagnosticar uma depressão em si ou no outro a partir desse conhecimento (até porque isso é trabalho do médico e do psicólogo), mas é fundamental que o leigo tenha a capacidade de desconfiar que algo não anda bem, que existe um processo de adoecimento em curso, que a intensidade e a quantidade da variação destoam da normalidade. Com isso, damos o próximo passo: buscar ajuda e o diagnóstico diferencial. Com o desconfiômetro ligado, somos uma sociedade mais forte e mais solidária.

A partir daqui vamos discutir as formas de expressão da depressão, falar sobre como a depressão adentra a vida de uma pessoa e como ela impregna sua biografia.

Antes de encerrar este capítulo, gostaria de apresentar uma questão para reflexão. A tentativa de transformar emoções em palavras é um processo que tem suas limitações. Emoções são bem sentidas, cabem na alma e no corpo de quem as sente. Quando viram palavras, ficam frias, pequenas, adaptadas. Só quem sente sabe exatamente o que sente. Pense comigo: como você descreveria a cor azul para um deficiente visual grave, que tenha nascido praticamente sem visão, por exemplo? E o amarelo? São coisas bem diferentes (azul e amarelo), sentidas de formas diferentes, mas tente explicar para quem não tem o mesmo sensor que você. Difícil, não é? Por vezes essa é a mesma dificuldade de um depressivo expressar o que realmente sente. É tristeza? É vazio? É falta de motivação? É por aí, sim, mas é diferente, é estranho. A depressão pode ser difícil de ser explicada por quem a sente e difícil de ser realmente compreendida por quem ouve. Descrições verbais são aproximações, por isso variam tanto de um paciente a outro.

Pondero isso porque, ao nos aproximarmos de alguém com depressão, temos que exercitar a empatia e a humildade. Temos que aceitar que julgar o outro por nossa impressão pessoal de como ele deve se sentir é um grave erro. Você, que nunca teve depressão, pode entender de tristeza normal, mas não sabe exatamente sobre a imersão na tristeza patológica; mesmo que tenha lido e ouvido sobre ela, sentir é um pouco diferente. O exercício de se colocar no lugar do outro e buscar compreender suas dores é um ato que exige humildade, esforço, flexibilidade e amor.

Outra questão importante. Nem tudo é palavra; não espere que tudo seja dito, contado, referido em uma conversa. Às vezes a depressão não fala. Ela se instala e altera o comportamento, o modo de reagir, a dinâmica do dia a dia. Digo isso porque muitas vezes precisamos reconhecer a depressão nos outros e em nós mesmos baseados em critérios menos verbais, principalmente em crianças, adolescentes, em pessoas mais fechadas e introspectivas, em idosos que buscam reclamar pouco da vida.

Por isso, na hora de sentir pessoas e rastrear esse mundo em busca da depressão, ouça, sim, palavras e histórias, mas atente também ao comportamento, à linguagem não verbal, ao jeito de olhar, ao tipo de reação diante de determinada ocorrência; busque evidências também nas entrelinhas. É mais ou menos como se, para descobrir o tipo de floresta, você olhasse além das árvores e utilizasse também informações sobre os rios, o clima, a posição geográfica, a fauna, etc.

PONTOS IMPORTANTES DESTE CAPÍTULO

- A depressão é definida pelos sintomas apresentados, sua intensidade, duração e impacto na qualidade de vida
- Nos transtornos depressivos estão presentes sintomas psíquicos, físicos e cognitivos.
- A perda da capacidade de sentir prazer e o humor depressivo (tristeza patológica) são os mais importantes sintomas psíquicos da depressão.
- Alterações de sono, apetite e rendimento sexual são sintomas físicos muito frequentes.
- Na depressão, o rendimento cognitivo fica prejudicado, dificultando a atenção, a memória e a tomada de decisões.

OS TIPOS DE DEPRESSÃO

Se quiser ver como as pessoas são (ou estão) de verdade, tudo que você precisa fazer é olhar.
Fala do filme *Extraordinário*

Agora que já estamos mais familiarizados com os sintomas da depressão, podemos avançar um pouco na compreensão dos tipos, ou formas mais frequentes de apresentação. Vamos conversar não só sobre o que acontece, mas como acontece, a forma como a doença chega e se instala, a intensidade, como evoluem os sintomas e a integração da doença com a vida da pessoa. Nesta parte importante do livro, vou apresentar alguns casos clínicos, descritos de forma didática e romanceada, inspirados em casos reais. A identidade e os aspectos pessoais foram completamente modificados, assim como outras características, tudo em prol da melhor compreensão da mensagem.

Formas de apresentação da depressão

Classificar os transtornos depressivos é um passo essencial para compreender a expressão da doença. Quando classificamos, temos uma visão mais abrangente e didática de como os sintomas se apresentam nas formas mais comuns. Existem diversas maneiras de dividir os transtornos depressivos, certas classificações são preferidas por determinado autor ou por determinado critério diagnóstico. Explorarei aqui as divisões que considero mais úteis e didáticas ao público leigo. Aquelas que repercutem de forma prática no entendimento, que facilitam o diagnóstico e que orientam o tratamento dos transtornos depressivos.

Divido esta parte da nossa conversa em cinco itens principais: a intensidade da depressão; a forma de instalação e evolução; as variações clínicas e os sintomas predominantes; as polarizações — tipo de transtorno afetivo; e o contexto clínico e psiquiátrico. Vamos a elas.

A intensidade dos sintomas

É muito importante entender que existe um espectro de intensidade nos transtornos depressivos. Existem formas bem graves e avassaladoras, e formas mais suaves e menos gritantes.

Nas formas mais graves da doença a incapacidade do paciente é evidente, ele funciona mal em vários quesitos da vida, os sintomas saltam aos olhos em quantidade e mostram-se mais severos. As perturbações psíquicas geram franca alteração do comportamento, pensamentos negativos orbitam a mente da pessoa com frequência, a apatia e a dificuldade de reação são evidentes. Os sintomas físicos são intensos e variados, mente e corpo mergulham juntos em uma dimensão de franco comprometimento da qualidade de vida.

No polo menos grave a depressão se apresenta de forma mais sutil, podendo frequentemente passar desapercebida, tanto pela pessoa que a sente como por quem a cerca. Em depressões mais leves a tristeza é menos incapacitante, o paciente parece conseguir tocar o barco, mas com evidente perda de prazer e interesse e com o humor abaixo do esperado, aquém do normal. Sintomas físicos são também frequentes, mas em menor intensidade e variedade.

Estabelecendo esses dois lados do espectro da depressão, criou-se o conceito de depressão menor (menos grave) e depressão maior (mais grave). Mas é claro que existem milhares de variações entre os extremos, pois trata-se de um espectro contínuo de gravidade. Alguns autores e especialistas preferem se referir à depressão em três estágios: leve, moderada e grave. Gosto mais dessa classificação, pois ela estabelece três degraus de percepção de intensidade, mostrando-se mais fácil e útil para classificar o paciente no dia a dia.

Para definir a gravidade da depressão, o quesito mais importante é o grau de incapacidade imposto pela doença. Assim como a presença de sintomas graves, como apatia intensa, sintomas psicóticos e pensamentos de morte, vistos com mais frequência em casos mais intensos.

A divisão nessa escala de gravidade é um tanto imprecisa e arbitrária, sendo que um paciente pode alternar fases mais graves e menos graves no curso do mesmo transtorno. Mesmo assim, considero muito importante refletirmos sobre esse espectro. Quando pensamos em um quadro típico de depressão, quase sempre mentalizamos um caso grave, alguém extremamente triste, sem reação, preso no quarto, que não quer fazer nada, não consegue trabalhar e se relaciona mal com as outras pessoas. Esse quadro realmente existe, é frequente e bastante característico. Mas existem muitos pacientes no lado mais leve, que estão por aí trabalhando, estudando, namorando e vivendo uma vida menos incapacitante, mas não necessariamente saudável. São pessoas que continuam administrando interna e silenciosamente sua depressão, menos avassaladora, mas que traz perdas aqui e ali, traz sofrimento e pode evoluir a qualquer momento para formas mais graves. Entre os quadros leves e graves estão os moderados, formas intermediárias, com sintomas geralmente evidentes, mas ainda sem a quantidade alarmante que define a maior gravidade. Não quero, de maneira alguma, que você aprenda a classificar a depressão. A ideia é apenas passar com clareza e ênfase o conceito de espectro, sinalizando para a existência de formas menos agressivas mas também debilitantes.

O conceito de espectro é relativamente recente e muito usado hoje em psiquiatria e neurologia. Atualmente falamos em espectro do transtorno autista, espectro de demência, espectro de ansiedade, espectro de bipolaridade, e assim por diante. Isso aponta para um conceito importante: os transtornos funcionais da mente não são do tipo tudo ou nada. Ao contrário de outras doenças do corpo, em que a pessoa ou tem ou não tem a disfunção, aqui há uma sutileza interpretativa, pois o problema não é ter ou não ter, mas sim a quantidade que se tem e o impacto disso na vida de alguém. Por exemplo: se pensarmos na hepatite C, ou o exame é positivo, logo se tem hepatite, ou ele é negativo, logo não se tem hepatite. A depressão é bem diferente, não é dicotômica, sim ou não, mas espectral; há depressão leve, moderada ou grave, com limites imprecisos entre elas. Para piorar, ela não é definida por um exame ou um aparelho, mas pela impressão clínica de uma pessoa com conhecimento e experiência no assunto, um médico ou psicólogo, no caso.

Mas não se engane; a despeito da intensidade, é tudo depressão. Mesmo na forma leve existe doença, transtorno e impacto. É fundamental não deixar ninguém de fora. Até porque depressão leve traz desequilíbrios de vida, é reversível e, se negligenciada, pode também evoluir para formas mais graves.

Hoje muito se discute sobre o impacto da depressão leve, comparado ao impacto da depressão mais grave. Sabe que a diferença é bem menor do que se imagina? Esse é um conceito relativamente novo e muito importante. Depressões graves são terríveis, modificam de forma impactante a vida de seu portador, no entanto são eventos mais agudos, incisivos, e em geral levam a um diagnóstico mais rápido e com maior chance de tratamento e reversão. São episódios marcantes, mas com evolução mais rápida, geralmente de meses, podendo evoluir com recorrências em pessoas predispostas. Na depressão mais leve o impacto é inicialmente menor, mas o quadro se arrasta mais; pelo impacto menos evidente, muitos pacientes ficam sem diagnóstico, sem tratamento, ou são tratados de forma menos contundente e acabam arrastando por anos e anos sintomas residuais, que minam de forma crônica e sorrateira sua qualidade de vida. Eis que surgem episódios de maior gravidade em fases de maior vulnerabilidade ou perda. Enfim, é um baita sofrimento, com perdas muitas vezes intensas a longo prazo.

Fica o recado: precisamos alinhar nosso radar para formas de gravidades variáveis. Mas é claro que diante de casos mais leves temos um desafio adicional: evitar o excesso de diagnóstico.

Evitar ver depressão em tudo, perder o discernimento entre tristeza natural, reativa, situacional, proporcional ao fator que lhe deu origem. O excesso leva à medicalização da dor, do luto, da resposta fisiológica e humana frente à frustração e à perda. Por isso o diagnóstico deverá ser balizado pelo conjunto da obra, refletido segundo o contexto, o tempo de manifestação e o impacto inquestionável na qualidade de vida.

Intensidade da depressão
Leve
Moderada
Grave

Tempo de instalação e evolução

A depressão nem sempre se instala e evolui do mesmo jeito. Ela pode aparecer de repente (aguda) ou surgir de forma mais insidiosa, invadindo o organismo vagarosa e sorrateiramente.

Nas formas agudas, os sintomas surgem e progridem de maneira mais rápida, de alguns dias a poucas semanas. Entramos nela como quem desce um degrau, isso quando não parece que caímos da escada. Os episódios recorrentes de depressão de intensidade moderada a grave costumam se apresentar nesse formato. O quadro pode surgir do nada, sem razão aparente, ou pode ser fruto de uma perda, uma frustração, um evento triste, situações complicadas ou mesmo um evento de saúde. Seja como for, a instalação ultrapassa a intensidade e a duração esperada, traz perturbações ao organismo que vão além da fronteira da tristeza, e passa a evoluir com vida própria, independentemente do seu fator precipitante. Conversaremos muito ainda sobre as causas da depressão, as situações precipitantes e as predisposições pessoais. Neste momento, gostaria apenas de frisar essa forma de instalação aguda, dramática e geralmente intensa.

Outros pacientes adentram a depressão de forma mais lenta e progressiva, ao longo de muitas semanas ou meses, não apresentando sintomas assim tão exuberantes e incapacitantes. Essas formas tendem a evoluir de maneira mais crônica e arrastada, sendo mais difícil de reconhecer. A forma mais conhecida desse tipo de evolução é a distimia, ou transtorno depressivo persistente. Nele, o paciente não desce um degrau, mas sim uma rampa, entra em um quadro depressivo mais leve e apresenta mais de dois anos de sintomas contínuos ou quase contínuos. Essa forma de depressão é bastante comum e muitas vezes não recebe o diagnóstico adequado e a atenção que merece. O próprio paciente acha que ele "é" assim (e não "está" assim), considera que sua tristeza perene é parte de sua personalidade, de seu jeito de ver o mundo, às vezes nem ele mesmo consegue determinar em que momento da vida se transformou em alguém cronicamente mal-humorado, negativista e sem a energia adequada para obter o rendimento que tinha antes ou que as pessoas ao seu redor parecem ter.

Ou seja, a depressão pode se apresentar de forma aguda ou insidiosa, pode evoluir em surtos com duração de meses ou pode assumir uma forma crônica com duração de anos.

É importante notar que as formas marcadas pela instalação aguda e pelo curso em surtos bem definidos (chamados de episódio depressivo) podem evoluir de modo recorrente, com surtos repetidos, separados por meses, durante muitos anos. Algumas pessoas terão apenas um único surto na vida, mas isso é menos frequente. A taxa de recorrência (novo surto) após um primeiro episódio depressivo é superior a 50% durante a vida.

Na distimia, essa forma de instalação mais lenta, mais leve e mais crônica, também podem haver surtos depressivos mais graves, sendo eles, aliás, eventos muito comuns, quase universais nos primeiros cinco anos de evolução, principalmente sem o tratamento adequado. Perceba que a depressão é uma doença dinâmica e variável, que pode se instalar e evoluir de maneiras diferentes. Veremos adiante casos assim.

O tempo mínimo de sintomas para falarmos em depressão é de catorze dias, mas isso é algo discutível a depender do contexto. Esse intervalo de tempo é uma convenção relativamente arbitrária, que visa evitar que diagnostiquemos depressão em eventos de tristeza reativa, em quadros transitórios que não vão evoluir. É uma média aceitável de tempo, mas podem ocorrer variações. Às vezes, vemos episódios de tristeza normal que perduram por mais tempo, assim como eventuais episódios depressivos que são definidos mais rapidamente, principalmente em pessoas que tiveram episódios anteriores e já têm certa predisposição. Seja como for, você verá esse número cabalístico de catorze dias em alguns critérios diagnósticos e textos por aí. Na prática, vale a regra do bom senso e da boa medicina: tentar compreender subjetivamente o tempo razoável para definir que o processo é patológico e merece intervenção.

Instalação
Aguda
Insidiosa

Evolução
Episódios depressivos (meses de evolução com recorrência eventual)
Crônica (anos)

Variações clínicas
(sintomas predominantes)

Além de intensidade, forma de instalação e forma de evolução, as depressões também podem diferir entre si nos sintomas predominantes, aqueles que chamam mais atenção em determinado caso.

Há pacientes, por exemplo, que se apresentam mais apáticos e melancólicos, mostram-se sem disposição, sem motivação e geralmente com baixíssima percepção de prazer, referindo tristeza profunda e franca dificuldade de reação.

Outros parecem desenvolver mais ansiedade, com medo excessivo, exacerbação do estresse, angústia, sofrimento antecipatório e sintomas relacionados à adrenalina, podendo apresentar inclusive pânico e fobias (medos excessivos direcionados).

Alguns pacientes mais graves podem apresentar sintomas psicóticos ou delirantes, geralmente congruentes (compatíveis) com o humor depressivo (delírios de falência, culpa extrema, percepção de vozes ou vultos, etc.). Nesses casos, diz-se que a depressão é uma depressão com características psicóticas, e a abordagem deverá ser personalizada e específica para esse sintoma associado.

Idosos com depressão podem apresentar queixas mais relacionadas a memória, desatenção, confusão mental e perda de *performance* intelectual. Essa forma pode até simular um quadro de demência, como uma doença de Alzheimer, sendo chamada eventualmente de forma pseudodemencial de depressão. Esse termo médico complicadinho deriva da junção do prefixo "pseudo", que significa falso, e do termo demência, que significa perda significativa de habilidades cognitivas previamente desenvolvidas, logo é uma falsa perda cognitiva, causada ou amplificada por um quadro de depressão. Essa forma é muito importante em saúde, uma vez que se trata de um problema tratável e potencialmente reversível de um quadro intelectual. Nesses casos, os sintomas depressivos também estão presentes, em algum grau, mas precisam ser buscados e investigados com mais intensidade, uma vez que ficam em segundo plano, podendo passar batido em uma avaliação superficial com foco apenas nas queixas intelectuais.

Outro universo depressivo possível são as depressões chamadas de atípicas, que apresentam um humor mais reativo, nem sempre tão caído e melancólico. Esses pacientes apresentam excesso de apetite e excesso de sono, algo possível na depressão, mas menos comum que a insônia e a perda de apetite.

Veja que existem subdivisões (variações clínicas) de acordo com o sintoma ou o conjunto de sintomas que chama mais atenção em cada caso. Todas estão dentro do espectro depressivo, apresentam os sintomas descritos no capítulo anterior, mas são diferentes entre si, são florestas peculiares, com detalhes que definem um subgrupo. Essas classificações são importantes para o estudo das causas, para a comunicação entre médicos e psicólogos, para estabelecer as formas de diagnóstico, predizer o prognóstico e principalmente para estabelecer as estratégias terapêuticas.

Alguns tipos clínicos de depressão (sintomas predominantes)
Melancólica (com tristeza e apatia)
Ansiosa (com sintomas ansiosos)
Psicótica (com sintomas psicóticos congruentes com o humor)
Pseudodemencial (com sintomas intelectuais mais intensos)
Atípica (com mais reatividade e sintomas físicos peculiares)

Tipos de polarização do humor

Nossa missão agora é compreender um diagnóstico diferencial muito importante dentro dos transtornos de humor, que é a distinção entre doença unipolar (depressão comum) e doença bipolar (depressão do tipo bipolar). Não é uma tarefa muito fácil fazer essa distinção de forma clara, objetiva e didática, mas vamos tentar orientar um pouco essa distinção.

Depressão unipolar

Este livro é focado na discussão dos episódios depressivos, principalmente nos ocorridos na doença depressiva unipolar. Esse termo curioso significa que o paciente apresenta apenas um polo patológico de expressão, ou seja, ele tem períodos de depressão e eventualmente períodos de normalidade, ou quase normalidade. É um conceito bastante interessante e importante para a compreensão dos problemas de humor. A depressão unipolar pode ter intensidades variadas, formas de instalação variadas e até sintomas variáveis de depressão, mas ela sempre polariza para o lado do humor depressivo. Ela pode apresentar formas agudas ou crônicas, um episódio ou vários, mas se expressa sempre como depressão. As formas unipolares de depressão são as mais frequentes na prática clínica, com ocorrência ao redor de 10% da população.

Depressão bipolar

Mas existe outra patologia importante, relativamente frequente também, que acomete cerca de 1% da população, conhecida como transtorno afetivo bipolar (ou TAB). No transtorno bipolar do humor o paciente apresenta fases de depressão, fases de normalidade e fases de outro processo patológico de exaltação do humor, chamado de mania (ou hipomania, nas formas de apresentação mais branda). Aqui começa a confusão. Perceba, meu amigo leitor, que existem dois polos patológicos nessa doença, por isso o termo bipolar. O paciente pode entrar em quadros depressivos e pode apresentar episódios de humor eufórico e exacerbado, também patológico, definido como episódio de mania. Aqui faço uma primeira pausa.

"Mania" e "hipomania" são termos médicos muito importantes e específicos, que não têm nada a ver com sua acepção leiga. Na linguagem popular o termo "mania" é usado muitas vezes no sentido de um hábito esquisito, um tique, um comportamento repetido ou fora do habitual. "Ele tem a mania de ouvir a conversa dos outros." "Ela tem a mania de coçar o nariz quando está mentindo." "Ele tem a mania de tirar a casquinha dos machucados." E assim por diante. Para os médicos e psicólogos, segundo o entendimento da doença bipolar do humor, o termo "mania" tem outro significado, e entendê-lo é essencial para compreender o transtorno bipolar, pois a diferença entre ele e o transtorno unipolar é justamente esse estado peculiar de exaltação, que vem a ser portanto o carimbo, a marca e a chave para o diagnóstico.

Episódios de mania são fases da vida da pessoa, com duração de semanas a meses, em que o humor fica patologicamente exaltado, amplificado, eufórico. Nesse estado, a pessoa se sente e se comporta como se estivesse com mais energia, a mente mostra-se mais acelerada, a autoestima se expande com exagero e as decisões são tomadas sob um prisma de impulsividade, otimismo excessivo e irresponsabilidade.

Não duvide, o humor exaltado é um estado bem patológico e perigoso. O paciente em mania sente uma pressão para falar, parece estar mais animado e o discurso intenso e acelerado muitas vezes foge do assunto inicial, o paciente arboriza, descarrilha, pois as ideias vão aparecendo e ele, fora de rotação, vai falando e se desviando do assunto principal. Essa arborização torna o discurso por vezes confuso e vazio, o paciente fala muito e diz pouco, uma vez que não conclui o pensamento e foge do cerne, do eixo do tema em debate.

Nos episódios de mania é muito frequente que o paciente durma pouco. Ele mostra uma necessidade reduzida de sono, mas, ao contrário do que ocorre na insônia clássica, ele parece disposto de dia, por vezes disposto até demais. Como sua mente está exaltada, ele pode até sentir-se mais produtivo e executar mais tarefas que nas fases com depressão. No entanto, sua crítica está alterada. É muito frequente o paciente em mania ter pensamentos grandiosos, faraônicos e fantasiosos; em casos mais intensos surgem francas psicoses, delírios de grandeza, sendo que o paciente pode achar que é mais rico do que realmente é, mais jovem, mais forte, mais inteligente e por aí vai. A crítica e o bom senso são importantes freios do comportamento, mas na mania franca o paciente pode se mostrar impulsivo e tomar inúmeras decisões perigosas para si e para quem o cerca. Ele pode usar roupas extravagantes ou mais sensuais, pode fazer gastos excessivos e fora de sua condição financeira, pode ter comportamento sexual de risco, pode mudar o visual de forma incompatível com sua personalidade, pode se tornar agressivo e irritável, pode dirigir com violência, pode se envolver com substâncias perigosas, criminalidade, etc.

O estado de mania franca pode desorganizar muito a mente do paciente, levando inclusive a internações em casos mais exuberantes. Claro que existe também uma variação de gravidade. Por vezes o paciente apresenta sintomas mais suaves de exaltação, com redução da necessidade de sono, discurso acelerado, pensamento um pouco expansivo, mas sem franca confusão mental e sem tantos delírios. Em casos mais suaves, utiliza-se o termo "hipomania", uma versão mais discreta e mais funcional do transtorno, mas ainda assim patológica.

É curioso notar que o episódio de mania/hipomania nem sempre é facilmente reconhecido pelo paciente. Mais do que isso, muitos pacientes se sentem relativamente bem nesse estado, mais vivos, mais produtivos, criativos, mais felizes e cheios de vida, e aí mora o perigo. Pois muitos que adentram esse episódio não buscam ajuda médica espontaneamente, por vezes param os medicamentos e a terapia, se afastam das pessoas com quem habitualmente convivem e se tornam mais "donos de si" — e mais perigosos para si também. Pois a mistura de excesso de energia, impulsividade e baixa crítica é potencialmente danosa. Quem vê de fora e conhece a personalidade da pessoa percebe que o estado exaltado não é normal, não é compatível com o comportamento prévio, nota que a pessoa está fora de rotação, falando demais, empolgada demais, eufórica, funcionando em um ou vários tons acima da normalidade.

Sintomas importantes dos episódios de mania (exaltação do humor)
Falar sem parar
Pensamento agitado e acelerado
Excesso de autoestima
Discurso arborizado e por vezes desconexo
Tomada equivocada de decisões
Baixa necessidade de sono
Comportamentos inadequados
Irritabilidade
Delírios de grandeza
Redução da crítica

Para ser diagnosticado com transtorno bipolar do humor, o paciente precisa apresentar pelo menos um episódio bem caracterizado de mania, essa euforia patológica. Esse episódio pode ser espontâneo ou ter ocorrido após o uso de antidepressivo, no tratamento de um episódio depressivo, por exemplo. Às vezes o paciente abre o quadro de bipolaridade já com um quadro de mania e exaltação do humor, sem ter tido quadros de depressão anteriormente. Outras vezes, e isso é mais comum, o paciente começa tendo quadros clássicos de depressão e um belo dia apresenta um quadro de mania ou hipomania. Nesse momento, a interpretação do quadro muda de uma forma de doença unipolar para uma doença bipolar.

Sei que não se trata de conceitos fáceis nem cotidianos para não médicos. Mas é fundamental abordar essa questão da polarização aqui, nesta fase de nossa conversa. Todo mundo que tem episódios de depressão precisa ser monitorado para a eventual apresentação de um quadro de mania ou hipomania, seja pelo tratamento, seja na evolução. Sabemos que a maioria dos pacientes não apresentará esse tipo de evolução, pois, estatisticamente, a depressão unipolar é mais frequente que a bipolar. Mesmo assim, a taxa de conversão no diagnóstico é relevante e merece atenção e cuidado. Na dúvida, é sempre bom consultar um psiquiatra ou conversar com um médico ou psicólogo.

A seguir, vamos apontar algumas situações que chamam a atenção do profissional para identificar a bipolaridade.

Quadros depressivos recorrentes e bem definidos intercalados com episódios de mania

Este é o tipo mais clássico, chamado de transtorno afetivo bipolar tipo 1 (TAB1). Os episódios depressivos costumam ser mais frequentes que os de mania, mas é fundamental a presença de pelo menos um quadro de mania bem caracterizado para esse diagnóstico.

Quadros depressivos intercalados com episódios de hipomania

Este tipo é também muito frequente. Os sintomas de mania são mais brandos, mas ainda assim bem definidos e nitidamente patológicos. Chamamos esse tipo de transtorno afetivo bipolar tipo 2 (TAB2).

Pessoas com depressão e histórico familiar importante para transtorno afetivo bipolar

Eis aqui uma situação peculiar. Sabemos que o risco de bipolaridade é maior em familiares de pessoas acometidas pela doença, pois existe uma tendência genética, que varia de acordo com o número de familiares e a proximidade genética deles. É uma situação que exige atenção. Se alguém com familiares bipolares apresenta um ou vários episódios depressivos, mesmo que não tenha apresentado um episódio de mania e hipomania, já deve ser avaliado sob esse risco e merece um seguimento mais cuidadoso e uma vigilância maior com relação ao risco de bipolaridade.

Episódios mistos
Existe a possibilidade de o quadro de mania e o de depressão acontecerem juntos, na mesma época da vida. São eventos marcados por alternância rápida de humor ou mesmo confluência de sintomas depressivos com energia muito elevada, irritabilidade, baixa crítica, dificuldade de conter impulsos, etc. O médico e os familiares precisam ficar atentos para esse formato também. Nesses casos, o grau de irritabilidade e impulsividade pode ser muito elevado, tornando o risco de suicídio relativamente alto, pois a tristeza intensa da depressão se associa ao impulso patológico da mania.

Ciclotimia
Esse termo relativamente novo e curioso designa uma forma de bipolaridade mais crônica e suave. Ele surge na tendência atual de compreender o espectro mais abrangente de uma determinada patologia. Da mesma maneira que a distimia (transtorno depressivo persistente), é uma forma crônica e menos incapacitante de depressão; a ciclotimia é também uma forma mais branda e crônica de bipolaridade. Os sintomas são vistos por período superior a dois anos. Nesses anos o paciente passa por fases de hipomania (mania mais leve) e por fases depressivas (também mais leves), sem apresentar períodos longos de remissão total dos sintomas.

O transtorno bipolar do humor é uma patologia relativamente comum, crônica e potencialmente grave. Tanto na polarização depressiva como na polarização eufórica (mania/hipomania), o paciente apresenta risco elevado de agravos à sua saúde e perda de qualidade de vida. Trata-se de uma doença bem característica, mas de difícil diagnóstico em alguns contextos, pois muitas vezes o médico avalia o paciente em um momento em que ele ainda não apresentou episódios de exaltação do humor, característicos e definidores do diagnóstico.

Deixo aqui esse recado e esse alerta porque o tratamento desse transtorno é relativamente diferente do tratamento da depressão unipolar. Nos transtornos afetivos bipolares, o médico costuma optar por estabilizadores de humor, eventualmente associando-os a antidepressivos ou a antipsicóticos em casos mais intensos de polarizações. O uso de antidepressivos deve ser mais restrito e cauteloso, exigindo mais atenção e vigilância, pois existe o risco de ciclagem (oscilação) para o polo mais agitado e eufórico. Por essa razão o diagnóstico (feito a qualquer momento da evolução) é parte importante do processo.

A última mensagem que deixo neste tópico é que o diagnóstico diferencial com transtorno bipolar também deve ser pensado quando estamos diante de um episódio depressivo intenso que não melhora mesmo com o tratamento adequado. A depressão refratária é definida quando o quadro persiste a despeito da otimização dos medicamentos, da troca de antidepressivos, da associação com psicoterapia e das mudanças do estilo de vida. De modo geral, a maioria das depressões apresenta boa resposta ao tratamento, sendo a resposta inadequada descrita entre 20% a 30% dos relatos. Nesses casos é fundamental abrir a mente e o leque das opções diagnósticas, incluindo transtorno bipolar do humor, transtornos de personalidade, depressão por doenças clínicas e substâncias, entre outros. Recomendo fortemente a ajuda de um especialista (psiquiatra) nos casos de evolução desfavorável de transtorno depressivo.

Especificamente aqui, neste tópico, apresentamos um transtorno peculiar chamado transtorno afetivo bipolar, que merece ser mais bem estudado e mais bem aprendido caso você tenha interesse. Existe uma vasta e fascinante literatura sobre ele, e neste livro abordamos apenas alguns dos pontos principais, passando as informações mínimas e centrais para compreender sua relevância no contexto do estudo da depressão. Mas ele merece mais, mereceria um livro só para ele, e seria pouco. Até porque vejo que existe muita desinformação nesse tema. Muita gente não faz ideia do que significa e do que representa o transtorno bipolar do humor. A maneira como ele é apresentado em filmes e novelas, a maneira como se utiliza na vida cotidiana o termo "bipolar" é simplificada e, por vezes, inadequada. O conceito de mania e hipomania é um dos focos centrais do estudo da bipolaridade, a determinação clara desse estado é um ponto fundamental para o diagnóstico das formas bipolares da depressão. Vejo que, entre muitos leigos e até entre médicos, o termo "bipolar" traz a impressão apenas de uma pessoa com humor mais instável, que varia ou se mostra mais imprevisível. Muita gente diz: "Acho que ele é bipolar, pois ora está bem, ora está mal". Ou mesmo: "Acho que ele é bipolar, pois ora está nervoso, ora fica calmo de repente". Já ouvi esta também: "Ele muda de opinião muito rapidamente, deve ser bipolar". Vejo que há um uso impreciso e muito abrangente do termo "bipolar".

Aí mora um problema, pois um termo repetido sucessivamente fora de seu contexto adequado perde sua especificidade, perde um pouco de seu sentido original e de sua capacidade de representar um transtorno peculiar.

Como discutimos, no contexto psiquiátrico uma pessoa bipolar não é alguém que ora está bem, ora está mal. O bipolar ora está mal, polarizado na depressão, e ora está mal também, polarizado na mania ou na hipomania (no sentido de exaltação do humor). São dois polos patológicos e bem específicos, bem definidos. Geralmente a pessoa passa de semanas a meses em depressão, e em outra época passa de semanas a meses em mania. Não é uma oscilação assim tão abrupta, embora haja casos de ciclagem rápida, assim como episódios mistos. Um bipolar pode estar bem em algumas fases, fora das polarizações. Mas note que o que define o transtorno é a presença do polo exaltado do humor.

Muitas outras doenças e situações causam alguma oscilação do humor, com variações bem diferentes da bipolaridade clássica. Pessoas ansiosas alteram o humor de forma rápida, pessoas cansadas, estressadas, nervosas ou depressivas unipolares, por exemplo. Pessoas com autismo podem ter oscilação de humor, assim como pessoas com transtorno de déficit de atenção. A variação de humor, por vezes rápida e sem motivo aparente, tem um amplo espectro de causas, e não define bipolaridade no sentido médico da palavra. Acho que o conceito está mais claro agora.

Mas antes vamos respirar um pouco, beber uma água, tomar um café. Você, que chegou até aqui, é um herói, sei que não é fácil lidar com tantos sintomas, termos de neuropsiquiatria, classificações, subdivisões. Mas o mundo da depressão é assim, complicado, complexo, tem sutilezas que são capazes de gerar uma guinada no diagnóstico e na conduta. Peço desculpas, mas não faço as regras. O foco desta obra é informar o leigo sobre todo um universo, talvez um "multiverso" diferente, que tem seus fascínios e encantos, mas é regido por suas leis naturais, sua intrínseca biologia. Faz parte do nosso passeio visualizar, mesmo de forma transitória e simplificada, a abrangência do tema sobre o qual estamos conversando.

Prometo que em breve, assim que eu garantir que estamos falando mais ou menos a mesma língua, as coisas ficarão mais simples e bem mais práticas por aqui.

Contexto clínico e psiquiátrico

Este é também um tópico bastante importante. Diante de um quadro depressivo é sempre essencial compreender o contexto clínico e o contexto psiquiátrico envolvidos. Às vezes a depressão vem isolada de outros transtornos de saúde, mas às vezes ela se apresenta superposta, colada a outras situações relevantes, sendo uma comorbidade (algo que anda junto), ou mesmo um sintoma (em alguns casos) desse outro processo. Nesses casos, a abordagem das doenças associadas torna-se fundamental, ajudando também na evolução da depressão.

Vamos começar discutindo o contexto clínico. Existem várias doenças que frequentemente se associam à depressão, como: doenças oncológicas (câncer), problemas reumatológicos crônicos, fibromialgia, síndrome do intestino irritável, quadros crônicos de dor, esclerose múltipla (uma doença neurológica autoimune), doença de Parkinson, doença de Alzheimer, acidente vascular cerebral (AVC), epilepsia, doenças cardíacas, doença pulmonar obstrutiva crônica, entre outras. A lista é grande, e os mecanismos que levam a essa associação com depressão são variados.

Em parte, a doença clínica pode levar à depressão pela limitação física que ela gera, pois causa frustração e mudanças no grau de independência e no ritmo de vida, o que gera perdas e estresse crônico. Doenças mais graves também podem confrontar o ser humano com a sua finitude, a terminalidade, destruindo nossos mitos internos da indestrutibilidade e de "vida eterna". Isso ocorre muito em doenças cardiorrespiratórias graves e contextos oncológicos, nos quais a depressão ultrapassa os 50% dos portadores, sendo por vezes tão agressiva quanto a própria doença a que se associou.

No entanto, a depressão pode ocorrer também por associação direta à doença clínica ou neurológica, por mecanismos cerebrais específicos. É assim na esclerose múltipla, no Alzheimer, no Parkinson, no AVC, na fibromialgia, entre outras patologias. Nesses casos, acredita-se que a própria natureza e evolução da doença sejam associadas com disfunções cerebrais que levam à baixa de rendimento da serotonina, da dopamina e da noradrenalina. É claro que os fatores anteriores também estão envolvidos, como a reação psíquica à dor e às perdas funcionais, mas há algo mais. Mecanismos cerebrais próprios, a depender do local do AVC ou da modalidade de esquecimento, por exemplo, podem culminar em um quadro depressivo de características e evolução peculiares. No Parkinson, a depressão pode surgir até antes do quadro neurológico, mostrando que não se alinha apenas à limitação e ao impacto do diagnóstico. Existe um mosaico complexo de causas da depressão em contextos clínicos. Fato é que alguns contextos são mais propícios que outros para a exacerbação de um quadro depressivo.

Seja como for, uma síndrome depressiva associada a uma doença clínica deve ser avaliada e abordada de maneira firme e incisiva.

Os tipos de depressão

Vejo muita gente negligenciando o quadro depressivo quando ele ocorre no contexto médico de outra doença importante. As pessoas pensam assim: "Ele sente-se triste e melancólico, pois está com câncer". Ou porque teve um AVC, porque recebeu diagnóstico de lúpus, porque sente dores da artrite reumatoide, etc. Parece que nesses casos existe uma explicação plausível e um convite a negligenciar essa manifestação. Também leva ao pensamento de que a depressão só vai melhorar quando — e se — a doença clínica melhorar. Isso é outra questão variável, pois muitos pacientes seguem o caminho contrário a esse, melhoram da depressão com um tratamento específico e depois melhoram da condição clínica associada.

É, meu caro leitor, saúde é algo complicado. Muitas vezes as histórias chegam enoveladas, tristes, e a depressão está lá no meio de tudo, parte como efeito, parte como causa. É uma comorbidade frequente de quadros crônicos e agudos, de quadros graves e moderados, gosta de andar de mãos dadas com limitações, com a dor, encontra no contexto da saúde um terreno fértil para seu desenvolvimento. Por isso temos que ficar de olhos bem abertos. No contexto de saúde geral, a depressão é um importante complicador, pode levar a sofrimento adicional, abandono de tratamento, dificuldade de controle clínico, etc. Doenças mudam a expressão da depressão e a depressão muda a expressão das doenças.

Diante de "novelos" clínicos complexos, devemos sempre buscar alguma ponta solta para começar a desembaraçar, assim eu sempre procuro pensar. A depressão pode ser essa ponta solta, pode ser algo a ser trabalhado precocemente em paralelo ao tratamento específico da outra doença. A evolução satisfatória da depressão fortalece o paciente e os familiares. Com a percepção de que a pessoa está mais otimista, reativa e forte, o enfrentamento é mais robusto e tem mais chances de sucesso. Mesmo quando a doença clínica é grave e eventualmente inexorável, abordar o transtorno depressivo superposto é reforçar a resiliência e a resignação, é dar dignidade psíquica em um contexto de profunda vulnerabilidade humana, o que leva a um enfrentamento mais justo, mais saudável, e atenua um dos sofrimentos mais atrozes que podem adentrar uma mente já sobrecarregada com a dor.

Infelizmente, em muitos contextos médicos a depressão é menosprezada e negligenciada. Seja pela falta do olhar adequado do médico e da equipe de saúde, seja por esse viés de que ela faz parte do pacote de um doente crônico ou grave. Muitos acreditam que é melhor não dar mais um remédio, que a psicoterapia não vai funcionar com tal paciente, isso e aquilo. Assim, temos números alarmantes de depressão em ambulatórios, enfermarias e em UTIs. Por isso temos hospitais com grades antissuicídio nas suas modernas varandas. Felizmente, tenho visto um esforço para abordar as dores psíquicas em pacientes clínicos internados, iniciativa primorosa e fascinante. Tenho visto bons hospitais com psiquiatras engajados na abordagem da depressão em ambiente hospitalar, corrigindo um erro histórico de separar saúde física e saúde mental. É tudo físico, passível de cuidados, ouvidos e eventuais tratamentos. Bem-vinda essa nova era, que possamos tratar esse nosso daltonismo médico, nossa cegueira parcial para as dores da alma.

Agora, quando pensamos em doenças associadas à depressão temos outra possibilidade interessante. Será que existem doenças que podem simular uma depressão? Um quadro que deixe o paciente assim menos disposto, sem energia, sem motivação, e que seja reversível com o tratamento da causa clínica?

Sempre que estamos diante de um quadro depressivo é fundamental investigar bem a saúde em busca de fatores que

Os tipos de depressão

possam ter provocado os sintomas: rever a prescrição atual do paciente, avaliar o perfil hormonal, o perfil clínico geral, etc.

Muitos transtornos médicos gerais podem se apresentar com um quadro que lembra um pouco a depressão, por isso uma boa história clínica, aliada a um bom exame físico e eventuais exames complementares (em casos selecionados), pode ser útil. A seguir, vamos discutir sobre os principais transtornos que podem se assemelhar à depressão.

Efeito de medicamentos ou substâncias

Alguns medicamentos podem apresentar como efeito colateral sintomas parecidos com os da depressão, como sonolência, lentidão mental, falta de interesse e prazer, entre outros. Nesse grupo estão os remédios para pressão arterial, contra náuseas e vômitos, remédios para tontura, calmantes, remédios para dormir, para controle de epilepsia, corticoides, remédios para emagrecer, substâncias para parar de fumar, entre muitos outros. Por isso, é fundamental levar ao médico uma lista de todos os medicamentos e substâncias que o paciente esteja usando, mesmo as vitaminas e os compostos "naturais", pois algumas respostas podem estar nessa prescrição. Claro que o médico irá determinar se existe relação causal e temporal entre a substância e os sintomas apresentados, e também precisará avaliar a possibilidade de modificação ou suspenção do medicamento suspeito, uma vez que ele também tem sua aplicação clínica (indicação).

Isso também vale para o uso recreativo de drogas. Algumas podem ter efeito depressor direto, como o álcool, outras podem desencadear processos depressivos latentes em pessoas predispostas, como a maconha, as anfetaminas e seus derivados, a cocaína, etc. Mesmo aquelas com ação inicialmente estimulante podem causar sintomas depressivos posteriores, capazes de induzir quadros depressivos a depender da vulnerabilidade pessoal e da própria alteração da dinâmica familiar e de vida imposta pela droga. Sintomas depressivos em fases de abstinência também são frequentes, quase sempre associados a fases de ansiedade, fissura (desejo intenso de usar a substância), irritabilidade e eventualmente agressividade.

Em alguns casos de uso excessivo de drogas é difícil identificar o que veio primeiro, se o paciente já sentia sintomas depressivos com tendência a impulsividade e compulsão, sendo compelido ao uso da droga ou substância, ou se o uso da droga levou aos sintomas depressivos como complicação. Seja como for, a depressão é um evento frequente nesses contextos de abuso, sendo sempre um complicador na evolução.

Problemas de tireoide

Tanto o hipotireoidismo como o hipertireoidismo podem levar a mudanças significativas no funcionamento do corpo como um todo. O hipotireoidismo é mais comum, principalmente entre mulheres. Nele, a glândula tireoide funciona abaixo do esperado, a pessoa se sente mais preguiçosa, sem energia, sem disposição, e pode ter alteração de apetite e peso, geralmente engordando. O pensamento fica mais lento, menos criativo, e podem surgir esquecimentos e desatenção, podem ocorrer mudanças intestinais, no ritmo de sono (excessivo) e na *performance* emocional, com mais tristeza e apatia. Perceba como o quadro é parecido com o da depressão clássica. Por isso, esse transtorno deve ser investigado em muitos pacientes com queixas depressivas. No hipertireoidismo, transtorno decorrente do funcionamento excessivo da glândula tireoide, os sintomas físicos e psíquicos também podem gerar alguma confusão com formas de depressão mais ansiosa. Pessoas com hipertireoidismo podem sentir taquicardia, falta de ar, tremores, transpiração excessiva, perda de apetite e de peso, insônia, alterações intestinais, etc. A pessoa com hipertireoidismo pode ficar mais irritada, mais ansiosa e mais agitada que o normal. Perceba que esse contexto também pode ser facilmente confundido com a depressão e quadros de ansiedade.

É importante notar que oscilações de outros hormônios também podem gerar um quadro de indisposição, irritabilidade e apatia semelhantes aos quadros depressivos. Existem relatos de andropausa, quando o nível de hormônio sexual masculino (testosterona) cai, em que o paciente se sente menos ativo e motivado, tem queixas sexuais, alteração de ânimo e humor, o que pode ser confundido com um quadro de depressão. Da mesma maneira, a menopausa muito sintomática pode trazer queixas de tristeza, distúrbio de sono e apetite, oscilação de peso, sintomas de desatenção, entre outros sintomas também parecidos com os dos transtornos depressivos. Nesses casos, os sintomas podem ser decorrentes da redução hormonal (sintomas leves sem intensa alteração psíquica), ou pode haver uma depressão clássica associada (desencadeada) pelo contexto de oscilação hormonal (sintomas psíquicos mais intensos). Até porque os episódios depressivos são bastante frequentes nessa faixa etária e podem ser precipitados tanto pelas oscilações hormonais como por conflitos de meia-idade (ninho vazio, reformulações de vida e trabalho, etc).

Outros problemas de saúde

Existe uma ampla gama de alterações clínicas que podem gerar sintomas parecidos com os sintomas de depressão, entre eles: anemia, carência de vitamina B_{12}, doenças musculares, distúrbios intensos de sono (apneia do sono, por exemplo), problemas no nível de sódio, insuficiência renal ou hepática, insuficiência cardíaca, problemas na glândula adrenal, entre outros. Nesses casos, o quadro é parecido em alguns aspectos e diferente em outros, cabendo ao médico definir se existe uma depressão relevante associada ou se o sintoma da doença clínica justifica a queixa do paciente.

Precisa ficar bem claro que o organismo funciona como um todo. Avaliar um quadro de depressão exige avaliar todo o contexto de saúde. Em todo quadro ou texto que fala sobre como diagnosticar uma depressão haverá um alerta sobre afastar doenças e substâncias que possam estar causando os sintomas. Fica aqui também esse alerta.

Com relação ao contexto psiquiátrico, é muito importante também conhecer o histórico pessoal e familiar, atentar para outras doenças psiquiátricas que cursam com sintomas depressivos. Entre as mais importantes estão: esquizofrenia e suas variantes, transtornos de personalidade, bipolaridade (descrita anteriormente), transtornos graves de ansiedade, inclusive síndrome do pânico, estresse pós-traumático, TOC (transtorno obsessivo-compulsivo), entre outros. É importante tentar compreender se a depressão é um sintoma do outro transtorno psiquiátrico ou se é uma associação entre duas doenças (comorbidade).

Diagnosticando a depressão

Agora você tem uma visão mais abrangente e real do processo de diagnóstico da depressão. O médico vai se basear em um conjunto específico de sintomas (psíquicos, físicos e cognitivos), que precisam estar presentes em quantidade e intensidade relevantes, suficientes para causar prejuízo na qualidade de vida. É preciso que esses sintomas estejam ocorrendo há um tempo mínimo (duas semanas), sejam desproporcionais aos eventos negativos de vida e experimentados por seus portadores na grande maioria dos dias e em grande parte do dia. Além disso, é preciso afastar doenças clínicas que possam simular os sintomas, substâncias capazes de provocá-los e contextos mais bem explicados por outra doença psiquiátrica que não a depressão. Veja que existe uma lógica e uma ciência criteriosa por trás do diagnóstico.

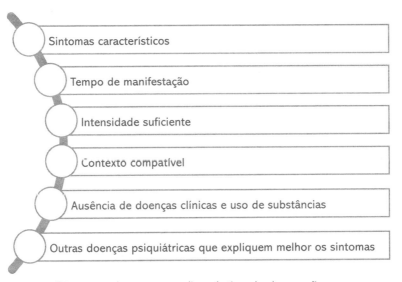

Diagrama do processo diagnóstico da depressão

Além de tudo isso, é fundamental refletir sobre a forma de depressão, o tipo de instalação e evolução, os sintomas mais marcantes em cada paciente, a possibilidade ou não de um transtorno de evolução bipolar, a intensidade e a profundidade do caso em si, etc. Perceba que o diagnóstico passa por fases e classificações que vão nortear o tratamento da melhor forma possível, pelo tempo adequado, com as ferramentas adequadas, em prol da melhor recuperação clínica.

A medicina envolvida nesse diagnóstico é uma arte bem clínica, que exige tempo, atenção, conhecimento e empatia. O médico só tem as ferramentas do olhar e da impressão pessoal, não existem atalhos e exames confirmatórios. Mesmo assim, um olhar treinado e familiarizado com a floresta depressiva consegue identificar com uma boa taxa de sucesso principalmente os quadros mais frequentes e característicos. É um trabalho que vale a pena, pois poucas coisas dão mais prazer e alegria ao médico do que perceber que pode fazer real diferença na vida de alguém. Na depressão, essa diferença pode começar já no primeiro encontro, com empatia, vontade de sentir e entender o que o paciente está tentando explicar, dar um nome ou uma impressão do que possa estar acontecendo, dirimir dúvidas, capacitar o paciente a iniciar um caminho de volta, com acolhimento, compromisso, otimismo e compaixão. Cuidar de pessoas com depressão conecta o médico àquilo que deve nortear sua existência: lidar com a fragilidade humana.

Neste ponto, gostaria de compartilhar uma reflexão. Muita gente (em geral leigos) questiona a existência da depressão, embora já tenhamos passado até aqui por dezenas de indícios fortes da sua existência: o fato de ela ser descrita de forma consistente por séculos, de ser expressa nos quatro cantos do mundo, em

Os tipos de depressão

todas as culturas possíveis, o fato de ser marcada por sintomas característicos, ter tempo de evolução semelhante dentro dos subtipos, levar pessoas à incapacidade e eventualmente à morte, abrir portas para outras doenças, ter um sítio conhecido (cérebro) e um processo patológico também conhecido, ter tendência genética, acometer pessoas que não apresentam justificativas de vida para tal, responder a remédios, etc. Esses são indícios mais que suficientes para acreditar na depressão como uma entidade orgânica, humana e real. Mas creio que a principal razão para acreditar na existência da depressão é outra: a existência de pessoas deprimidas.

Exatamente! A depressão existe porque existem pessoas com depressão, simples assim. Por que existe pneumonia, diabetes, asma? Por que alguém um dia adoeceu disso. Buscamos explicações complexas e argumentos lógicos para tentar analisar uma ocorrência da natureza. Por que alguém acredita na existência da chuva? Por que a viu cair um dia, depois buscou explicações para justificá-la.

Vejo muita gente dizendo que a depressão é uma doença moderna, inventada para vender remédio, criada por psiquiatras ou por uma indústria, e por aí vai. O problema é que não vejo como isso pode ajudar um portador, alguém que adoeceu de forma intensa e avassaladora. Como dizer que o que essa pessoa sente não existe sem dar alternativa, sem dar opções de tratamento, sem dar perspectivas científicas para abrandar seu sofrimento? Como dizer que a dor de outrem não é real? Quem é você? Propagar que depressão não existe é um ato desumano. É algo de quem possivelmente não esteve na pele e nem na frente de alguém realmente depressivo, é propagar a teoria da conspiração contra robustas evidências científicas.

Imagine você, amigo leitor, adoecer por algo que não existe. Estar incapacitado por uma força cósmica de razão não médica nem orgânica. Além do peso da doença, carregue aí sua culpa, sua frustração, sua solidão. Isso só alimenta mais ainda a patologia. Exames são criados por necessidade, assim como os diagnósticos, não o contrário. Não criamos doenças antes de alguém sofrer por elas nem conseguimos criar exames para tudo. Tem muita doença por aí de diagnóstico totalmente clínico, órfãs de exames.

Concordo que podem ocorrer falhas no diagnóstico, como em qualquer processo na área de saúde. Pacientes com depressão podem não receber diagnóstico e pacientes com tristeza normal, reativa e contextual, podem receber o diagnóstico equivocado de depressão. Nenhum sistema é perfeito (nem mesmo aqueles baseados em exames complementares), e aqui estamos falando de um diagnóstico delicado, difícil, complexo, dependente de informação do médico, do paciente, dependente de acesso à saúde mental, dependente de tempo de consulta, da cultura médica geral, entre outras muitas variáveis. Devemos lutar por tudo isso.

Em condições ideais de trabalho, bons profissionais conseguem obter o diagnóstico clínico com uma boa taxa de acerto, principalmente nas formas mais frequentes de transtorno depressivo. Infelizmente, no Brasil, ainda sofremos com dificuldades francas de acesso à saúde de qualidade e ainda penamos por certo preconceito em relação a doenças de expressão psíquica, tanto por parte dos profissionais da saúde como por parte da sociedade. Precisamos e merecemos evoluir. Outro problema grave é a falta de valorização do trabalho dos psicólogos, seja ele preventivo ou terapêutico, sendo a rede de saúde pública absolutamente carente desse tipo precioso de profissional.

Casos clínicos

Nesta minha caminhada, acompanhei muitos casos de depressão de diversas formas, intensidades, características e evoluções. Como neurologista de consultório, sou muito procurado por dores de cabeça, distúrbios de sono, baixa disposição, dores, esquecimentos, desatenção, baixa de rendimento e assim por diante. O cérebro vai mal, lá vem o paciente buscar avaliação e dirimir suas dúvidas. Muitos desses pacientes estavam com depressão, crendo nela ou não. A partir de agora, quero dividir com vocês alguns relatos, inspirados em encontros, conversas e reflexões, para que possamos aplicar aquilo que discutimos nesta obra até agora. Vem comigo!

Areia movediça

Dr. Leandro, meu cérebro está bugado, me ajuda.

Essa frase me foi dita ainda na sala de espera, em uma manhã bem fria, logo no primeiro horário do dia. Lembro que cheguei ao consultório e me deparei com um casal, com rostos baixos, quietos, pensativos.

Sabia que normalmente o primeiro diagnóstico que passa pela cabeça do médico ocorre nos primeiros dois minutos de consulta? Baseado no reconhecimento de padrões e na queixa inicial o médico automaticamente rastreia e cruza informações para chegar a essa primeira hipótese. É curioso notar também que muitas vezes esse diagnóstico se mantém e é consolidado pelo resto da consulta e exames complementares.

Nesse caso, a primeira suspeita adentrou minha mente em tempo negativo. Segundos antes da consulta começar. O termo utilizado e o contexto são peculiares. Vi um cara por volta de seus 50 anos, ao lado de uma moça que segurava suas mãos. Ao levantar os olhos, sem titubear, ele condensa em uma frase seu sofrimento: existe um *bug*. Onde? No cérebro! E daí? Preciso de ajuda.

Parece estranho, mas pacientes com dor de cabeça não costumam falar assim. Nem aqueles com Parkinson, Alzheimer, paralisia facial, etc. Apesar de todos terem seus *bugs* na cabeça.

A palavra *"bug"* vem de "inseto" em inglês, mas seu conceito globalizado se deu no ramo da computação, onde é definida como um problema, do *hardware* ou do *software*, ou seja, da estrutura ou de programas internos, um problema geralmente estranho, fora do esperado, agudo. Tem *bug* que passa batido, tem *bug* que precisa realmente de ajuda especializada. Gostei do jeito jovial e simpático como ele colocou as coisas: seu cérebro bugou, travou, passou a reagir de forma inesperada. Sorri e respondi gentilmente: "Então você veio ao lugar certo", apontando para minha sala e o convidando a entrar.

Na minha mente passaram brevemente os primeiros diagnósticos: 50 anos, aparentemente saudável, cérebro bugado? Ansiedade ou depressão, ou ambos! Alguém toparia apostar? Duvido, já que estamos dentro de um livro sobre depressão. Faz bem mesmo de não apostar.

Marcos e Sueli, casados havia trinta anos, ele com 53 e ela com 49 anos. Tiveram três filhos, já criados, o mais velho com 28 e a mais nova, 24. No meio tem um de 26, formando uma escada simétrica de dois em dois anos. Tinham um netinho a caminho, na barriga da filha mais nova.

Os tipos de depressão

Era um casal simpático, harmônico, trocavam olhares compreensivos durante a consulta. Sueli era falante e preocupada, Marcos estava tenso, buscava as melhores palavras, tentava ser o mais claro possível. Era um cara articulado, formado em administração, tinha um pequeno negócio familiar, um restaurante por quilo no bairro, que ele administrava junto com o irmão mais novo.

> Na verdade, nem sei por onde começar. Tenho me sentido muito estranho ultimamente, não consigo mais ser feliz nem fazer ninguém feliz. Tem dois meses que entrei em uma maldita areia movediça: quanto mais tento me mover, mais afundo. Me sinto constantemente triste e chateado, tenho estado irritado e com um mau humor insuportável. Já acordo péssimo, me arrasto de um canto a outro, nada está bom para mim. Perdi completamente a vontade de viver, de ver meus amigos, de passear com a minha família, nem dinheiro para mim tem valor. Sinto que as horas se amontanham sem sentido, sem graça, deixei de me importar, não tenho me reconhecido, nunca fui assim.

Perceba que a história veio prontinha, redonda, com uma enxurrada de sintomas que orbitam a tristeza e a perda da capacidade de sentir prazer em coisas que antes davam prazer (anedonia, lembra?). Sigamos em frente:

> Entrei nessa sem motivo, nada me empurrou. Não que minha vida seja um mar de rosas; o restaurante teve um ano ruim, tive brigas frequentes com meu irmão (e sócio), recebemos um primeiro processo de um funcionário, tenho problemas, enfim, mas nada de mais. Não justifica. Acordo morto, com o corpo pesado, sinto que envelheci uns vinte anos de repente, não gosto mais

de piadas e gracinhas do dia a dia, não sinto vontade de comer, tenho vontade, sim, é de fugir, me esconder e chorar. Chorar de soluçar, como um bebê, por dores da vida, por angústias gerais, sem alvo, um choro sentido e sem fim. Estou apavorado.

Seus olhos se encheram nesse momento, a mão esquerda foi à testa, a cabeça baixou; postura de derrota e frustração. Sua esposa fita meus olhos e assume a conversa.

Ele não é assim, está assim. Esfriou de repente, quando notamos estava distante, calado e abatido. Perdeu-se sua fonte de luz, que mudava o ambiente e fazia da vida um fardo mais leve para todos. Queria que o tivesse conhecido há três meses, você veria o abismo que separa o verdadeiro Marcos desse que se apresenta hoje. Ele era dinâmico, intenso, sagaz e divertido, hoje é um esboço melancólico de si mesmo. Ainda o vejo lá dentro, escondido, na sua versão apaixonante, apaixonado por mim, pela família e pela vida. Preciso dele de volta, doutor.

A visão de sua esposa confirmava plenamente a versão do paciente. Visto de fora ele também tinha adoecido, propagava menos felicidade e alegria, alterava a dinâmica familiar e fazia sofrer quem por ele nutria carinho e franca admiração.

Mais recuperado, seguiu sua história:

Então, me sinto profundamente depressivo. Tinha antes um prazer automático, sem esforço, natural. Hoje preciso argumentar e me convencer de que algo é agradável ou alegre. É como se, de repente, eu tivesse que me lembrar de respirar, algo antes espontâneo e involuntário. Sinto o mundo diferente; o problema sou eu, com toda a certeza. Tentei de tudo, fui ao estádio de futebol, ao *shopping*, ao cinema, até viajamos juntos esse final de semana para um hotel que adoramos, com nossa filha grávida e nosso genro, foi um desastre. Quanto mais rodeado de felicidade, mais doente eu pareço. Prefiro meu canto solitário, escuro, tedioso, lá me sinto menos pior. Não tenho forças para reagir sozinho. Venho humildemente pedir ajuda, enquanto me faz algum sentido lutar.

Marcos perdeu muito do seu engajamento emocional, tem anedonia e humor depressivo, certo? Conforme vimos ser o cerne, o ponto central do processo depressivo. Mas observe como ele mantém uma boa crítica de si e como tem noção clara de que cruzou o limite da normalidade. Ele não sofre de tristeza normal, com toda a certeza, tem a doença depressão instalada, pesada, floresta completa, e teve "sorte" de ter cultura (conhecimento), bom senso e recursos para procurar ajuda. Ele terá uma chance.

Vamos ouvi-lo um pouco mais.

Sigo minha vida, mas agora derrapando, inseguro, acuado, infeliz. Dois meses parece pouco quando se está saudável, mas é uma eternidade do jeito que tenho vivido. Abandonei o esporte, me alimento mal, deixei esta barba esquisita crescer. Tenho sido um marido relapso, um pai egoísta e um sócio perigoso. Ofereço hoje o pior de mim. Durmo pouco, pensando em como melhorar no dia seguinte, acordo cedo e já depressivo, odeio esta minha versão. E a culpa é toda minha, hoje sinto que o mundo funcionaria até melhor sem mim, nada é pior que isso para um pai de família.

Novamente a esposa tomou a palavra.

No começo pensei que ele não gostava mais de mim, estava me olhando pouco, impaciente e rabugento. Não queria toque, sexo nem pensar! Nos afastamos. Ele deixou de planejar a reforma da casa, não queria mais ir para o sítio e passou a não assistir mais jogos de futebol, sendo que sempre foi meio fanático. No restaurante, ficou disperso, chegando tarde, saindo no meio do dia para ir para casa descansar, discutiu com clientes, fornecedores, não era ele. Há cinco dias ele não dá as caras por lá, nem sei mais o que dizer ao meu cunhado. Ele simplesmente não consegue mais, essa foi a gota d'água, o que motivou esta consulta.

O ciclo se fecha. Sintomas depressivos, intensos, variados, desproporcionais e persistentes. Passamos das duas semanas, passamos e muito da tolerância para uma apatia normal da vida. Havia franco comprometimento do rendimento e da qualidade de vida. Os sintomas estavam presentes na vida pessoal, no lazer, na família, no trabalho. Não era o contexto, uma situação ou um determinado ambiente, a depressão andava colada com o paciente, aonde quer que ele fosse, como naquela história do cachorro preto, que simboliza a depressão que aparece de tempos em tempos. Se você não conhece a campanha do cachorro preto, sugiro que busque no Google ou no YouTube e assista a essa animação em curta-metragem feita pela OMS (2014) e traduzida para diversas línguas. É bem interessante.

O caso relatado aqui é característico de um episódio depressivo agudo, intenso e limitante. Perceba que ele apareceu um pouco fora do estereótipo: acometeu um homem, de meia-idade, sem antecedentes psiquiátricos e sem gatilhos evidentes. Veio interceptar uma biografia marcada por uma personalidade alegre, divertida, reativa. Percebemos ainda lampejos e saudades dela na descrição da esposa e em um ou outro momento mais espirituoso nas falas do paciente.

E é assim mesmo, a depressão é um transtorno democrático, pode acometer qualquer um, ambos os sexos, qualquer idade, classe social, contexto de vida. Se você não acredita nela, sem problemas, ela vem e te faz acreditar, olhar com os próprios olhos. Marcos adoeceu de depressão maior, num primeiro episódio, aos 52 anos de idade.

Claro que dosamos seu hormônio tireoidiano, sua testosterona, sua vitamina B_{12}, fizemos um amplo *check-up*, notamos um leve distúrbio de colesterol, um discreto sobrepeso e alguma gordura no fígado. Mas Marcos estava forte como um touro. Mas um touro forte e deprimido, largado no canto do pasto; de nada lhe valia essa fortaleza física toda.

Marcos era muito inteligente, mesmo depressivo ele propagava empatia, reagia, ainda que discretamente, ao humor da conversa e queria melhorar. Nem todo paciente tem essas características. A depressão é uma doença heterogênea, cada caso é um caso. A percepção clara da doença e a saudade do tempo que o cérebro trabalhava bem fez do Marcos um caso de bom prognóstico, a despeito da profundidade da manifestação. Seu cérebro mantinha algumas boas ferramentas, tinha cartas escondidas, e buscou ajuda a tempo, com humildade e alguma disposição. Ele tinha profissão, bons amigos, uma família estruturada e acesso à informação. Esse patrimônio social e cultural faz diferença nessas horas, formando uma rede de proteção quando o trapézio arrebenta. Marcos podia ter se esborrachado no chão, mas não aconteceu.

Pergunto a você, amigo leitor: o diagnóstico foi complicado? Até que não, pois é uma expressão clínica diferente de tudo, além disso veio límpido, transparente. Nem sempre é assim. Mas foi um caso didático, para começarmos a aquecer.

Volte à descrição. Perceba os sintomas psíquicos, os físicos e os cognitivos. Humor depressivo, perda da capacidade de sentir prazer, culpa, baixa autoestima, desesperança, entre outros. O corpo comeu mal, dormiu mal e perdeu a libido, até o rosto se modificou, barbudo e descuidado. Ele apresentou baixo rendimento cognitivo, o que atrapalhou sua tomada de decisões e seu rendimento profissional. Por fim, esteve incapacitado, abandonando o trabalho, o seu time do coração, sua família e principalmente a si próprio.

Eu tinha um professor na faculdade que dizia mais ou menos assim diante de uma suspeita diagnóstica: é um mamífero de quatro patas, andando no telhado, tem orelhas de gato, pele de gato, bigode de gato, olhos de gato, está miando a noite toda, ora! É um gato então. Não há de ser um tigre-de-bengala filhote ou uma jaguatirica que fugiu de um circo. Adoro esse raciocínio, pois é exatamente assim em diagnósticos clínicos, não pautados em exames definidores. Após uma quantidade de evidências fortes, o diagnóstico é feito, sendo os diferenciais pesquisados e sempre vigiados durante a evolução.

Diante de sintomas de depressão, evolução de depressão, comprometimento de depressão, contexto de depressão, então deve ser depressão. Tomados os devidos cuidados, claro.

Mas, seguindo adiante, por que Marcos adoeceu, por que ele? Por que nesse momento? Eis aqui um dos mistérios da natureza. Posso assegurar que não foi por um único motivo, mas sim por um mosaico. Ele tinha, muito provavelmente, biologia para tal, tendência cravada em DNA, que foi expressa nesse momento por fatores ambientais, crônicos e agudos. Aos 50 anos, seu cérebro passou e refletir e rastrear o mundo de forma diferente, o grau de responsabilidade, o abandono de questões pessoais, a rotina tediosa e estressante... a conta chegou em forma de depressão, em boleto único, com vencimento para amanhã. Poderia ter chegado de outra maneira, em outro formato ou em outro órgão, mas ele tinha biologia para esse formato. Uma vez deprimido, seguiu-se o processo de areia movediça, como ele mesmo curiosamente descreveu.

A depressão tem essa característica; passando de um ponto ela evolui em uma espiral descendente, como um parafuso rodando para dentro da madeira, ela aprisiona e causa mudanças ambientais que a fortalecem, por isso captura muita gente. O cérebro do Marcos foi sendo modificado conforme ele adentrava no processo depressivo.

Perceba que a doença tem um endereço abrangente, está no cérebro como um todo. Claro que predomina no sistema límbico, aquele que regula a emoção, mas influencia diretamente o sistema cognitivo, marcado por áreas robustas e mais novas na evolução da espécie, como os lobos frontais; a crítica fica diferente, o comportamento se altera e pende para a apatia. O cérebro é movido pela motivação, seja em busca de prazer, seja para fugir do desprazer. Marcos tentou fazer isso na marra, ofereceu ao seu cérebro agora doente tanto prazer como desprazer. Qual foi o resultado? O cérebro reagiu mal, refutou o prazer, por sentir-se e mostrar-se incongruente com ele, mas, frente ao tédio e à solidão, sentiu-se mais acalantado, não se incomodou tanto, aceitando a miséria depressiva como um mal menor, tolerável. A matemática biológica da vida está, assim, alterada. Sem dar valor à moeda da recompensa e sem se motivar para escapar da tristeza que sempre nos perseguirá pela vida, entramos na tal areia, que exacerba a força da gravidade, sem pontos de apoio para escalar, nessa depressão movediça, em um processo com vida própria, mas do qual podemos sair com alguma ajuda, uma firme mão amiga capaz de dar um ponto de apoio seguro. É claro que existe um momento ideal para isso, não podemos deixar o paciente afundar demais, é mais fácil se ele estiver com as mãos ainda soltas e com a vontade deliberada de esticá-las; teremos mais sucesso se ele, uma vez agarrado à nossa mão, fizer também uma força contrária que o empurre para fora. Existe uma janela de oportunidade que depende muito do reconhecimento do processo e do acesso à saúde mental.

O tratamento do Marcos foi abrangente e ele teve uma evolução muito boa, com paciência e engajamento. Iniciamos um medicamento logo na primeira avaliação. Optei por algo que elevasse um pouco a ação cerebral da serotonina e tivesse também uma ação na noradrenalina. Ele tinha muitos sintomas de tristeza e apatia, sem tanta ansiedade associada. Progredimos a dose lentamente, para escapar de efeitos colaterais, e ele seguiu as recomendações fielmente. Assim que obteve uma melhora, que ocorreu após cerca de vinte dias, ele seguiu a recomendação de procurar um psicólogo e iniciar um trabalho de psicoterapia, que foi muito bom para ele. Com o trabalho do psicólogo e o medicamento, ele desenvolveu ferramentas de ajuste, mudou seu estilo de vida, reorganizou suas prioridades, revisitou memórias, mudou seu jeito de tocar a vida, cada dia mais disposto e animado com suas conquistas e reconquistas. O cérebro depressivo conseguiu o que queria: deu seu recado e motivou mudanças. Como eu disse em algum lugar aí para trás: nenhuma doença apenas tira. Depois de uns quatro meses, Marcos estava melhor do que antes da depressão, vendeu sua parte no restaurante para o irmão e abriu um negócio novo com a esposa, excelente cozinheira, de entrega de comidas por aplicativo. O casal só não evoluiu melhor porque, em seguida, a Sueli entrou na menopausa e apresentou um quadro de ansiedade e necessidade de ajuste hormonal. Atualmente estamos nesse ponto da história. Quando souber notícias, conto para vocês.

Semana passada fui com o Marcos, a convite dele, a um jogo do nosso time. Pois é, nós dois gostamos do São Paulo Futebol Clube, uma pena que o time não goste da mesma maneira da gente. Perdemos por 3 a 1, mais um vexame! Mas torcemos, vibramos e projetamos um futuro otimista e feliz, criado para ancorar um presente feliz. Vivemos a vida, geramos uma lembrança diferente, saímos da zona de conforto e fomos colher adrenalina fora da rotina. Valeu a pena.

O dia que curei um "Alzheimer"

Era domingo, eu estava na rede de balanço lá de casa quando chega uma mensagem no WhatsApp. Torci para não ser problema, que viria para rifar meus últimos momentos de tranquilidade antes de iniciar novamente a semana.

> Preciso que avalie meu pai, o Alzheimer dele tem piorado a cada dia, acho que teremos de interná-lo em uma casa de repouso.

O texto veio de uma paciente minha, Bianca, que cuidava comigo de sua enxaqueca. Nunca eu havia avaliado seu pai, nem imaginava que ele seria portador de Alzheimer, ainda mais de uma forma assim galopante, com piora dia a dia. Respondi que estava plenamente à disposição, orientei que o levasse para avaliação no dia seguinte, no consultório. Dito e feito.

Algo chamava atenção nessa mensagem, parecia um desespero muito agudo para um Alzheimer tradicional, que costuma evoluir de forma bem lenta e insidiosa. Talvez fosse algum erro de medicamento ou uma infecção que tivesse tirado o paciente do eixo. Dormi com a pulga atrás da orelha, pensando que deveria ter dado mais atenção ou talvez encaminhado o paciente primeiramente ao pronto-socorro. Medicina tem dessas, cada pequena decisão martela na mente, pois nem todo caminho clínico leva a Roma.

No dia seguinte, lá estava a dupla: Bianca e o Sr. Gilberto. Ele, de cabelos grisalhos meio despenteados, alto, de óculos escuros, magro e de rosto pouco expressivo. Camisa branca, manga curta, um pouco amarelada pelo tempo, calça social cinza, sapatos e cinto pretos. Algo me chamou atenção. Ao entrar no consultório, ele disse:

Bom dia, Dr. Leandro, você me parece mais jovem pessoalmente.

Opa! Algo errado não está certo!, como dizem por aí. Esse não é um cumprimento típico de pacientes com Alzheimer (principalmente na suposta gravidade da mensagem enviada). A mente do médico reconhece padrões e a fuga deles também. É infrequente que um paciente esquecido, com dificuldades de fixar novas memórias, que me vê pessoalmente pela primeira vez, arrisque e acerte meu nome assim, com tanta naturalidade. A menos que tivesse me conhecido antes ou bem no comecinho do seu transtorno. Mais que isso, ele fez o comentário relativamente sofisticado de que eu aparentava ser mais jovem comparado a um vídeo ou foto que alguém lhe tinha mostrado. Esse hipocampo (área de fixação de novas memórias) parecia estar melhor do que se imaginava. Mas sente-se, conte-me sua história:

Tenho 74 anos, tive uma vida produtiva e feliz, mas agora estou velho e cansado. Não confiam mais em mim para nada, perdi minha autonomia, estou só esperando a morte chegar.

Nesse ponto, foi interrompido pela filha, que emendou:

Leandro, ele vem em um processo progressivo de esquecimento e confusão mental. Deixou de cuidar das finanças, das coisas da casa e da própria vida. Anda disperso, se desorienta em locais conhecidos, perde objetos, se afastou dos amigos, tem falado muito pouco e troca nomes e palavras. Nós o levamos a um geriatra há cerca de três meses, ele fez testes e deu um diagnóstico preliminar de possível doença de Alzh... enfim, você sabe.

Ela concluiu seu pequeno resumo da ópera evitando falar o fatídico nome do alemão na frente do pai.

Gilberto nasceu na Itália, veio para o Brasil bem novo e construiu sua vida na Vila Prudente, em São Paulo. Formou-se em farmácia, trabalhou em diversos ramos da indústria de medicamentos. Foi professor universitário no curso de Química e Farmacologia, escreveu inclusive um livro de contos infantis, amava música, principalmente a obra do Adoniran Barbosa. Não dá para apresentar um transtorno sem conhecer as minúcias biográficas de seu portador, pois não existem doenças, mas sim doentes; ninguém deverá nunca ser reduzido à pequenez de seus diagnósticos. Teve dois filhos, minha paciente Bianca, que o acompanhava nessa consulta, e o Pedro, falecido havia quatro anos, devido a complicações de uma cirurgia bariátrica. Gilberto era viúvo, sua esposa havia falecido dois anos antes, após um longo período de depressão e uma complicada luta contra um câncer de estômago. Sua história era dolorida, principalmente nesse terço final. Foi um casamento longo, com uma despedida também longa e sofrida.

Seja como for, Gilberto foi um senhor muito ativo, independente e intelectualmente bastante diferenciado, e agora surgia com um problema novo e de rápida evolução, marcado por queixas cognitivas e perda de habilidades previamente bem desenvolvidas. Acho natural pensar, sim, em um quadro demencial, inclusive na hipótese de Alzheimer.

Na terceira idade, principalmente após os 65 anos, queixas progressivas de memória, desatenção e dificuldade em concluir tarefas abrem sempre o horizonte para um quadro de declínio cognitivo. Definimos o termo demência, infelizmente usado de forma por vezes inadequada e pejorativa fora do contexto médico, como perda relevante de pelo menos duas habilidades cognitivas, entre elas geralmente a memória, com prejuízo evidente na qualidade de vida. O paciente em questão apresentava perdas de habilidades cognitivas e impacto evidente no rendimento. Mas a questão que se abre é: quais são os determinantes desse declínio e dessa perda de capacidade intelectual?

Não é tarefa fácil estabelecer exatamente a dificuldade do paciente baseado na história clínica dele e mesmo na de um familiar próximo. Frequentemente o paciente pode apresentar dificuldade de percepção dos seus sintomas e uma impressão irreal das suas dificuldades. Olhando pelo prisma do familiar, também temos um viés, pois por vezes eles superestimam o problema, por vezes subestimam, a depender do contexto e de complexas relações familiares. Não raro, a impressão do paciente é muito distante da visão do familiar, mas a verdade está em algum lugar, precisamos alinhar as histórias e fazer alguns testes para quantificar e classificar a perda cognitiva. Às vezes brinco, com relação a essa disparidade de impressão: ninguém é tão feio como no RG e nem tão bonito como no Instagram, a verdade está em algum lugar no meio disso.

> Sinto minha mente lenta e pobre, meu raciocínio está curto. Amanheço indisposto e faço as coisas na marra, tento me concentrar, mas as ideias me fogem, por vezes não consigo enxergar o próximo passo, e aí as coisas dão errado. Me tornei aquilo que eu mais temia: um cara preguiçoso, ocioso, rabugento e incapaz.

Gilberto era complexo, e eu gostei disso. Seu discurso era curioso, ele embaralhava sintomas emocionais com cognitivos, mas predominavam os últimos. Na cabeça dele, ele tinha que parecer forte, e fingiu fortaleza por tempo demais. Quem olhava seus olhos, notava falta de brilho, percebia que eles fitavam um horizonte vazio, eram olhos solitários, que buscavam os cantos e as sombras.

A vida dele foi de patriarca e chefe de família tradicional. Única esposa, 51 anos de casado, no clássico estilo provedor e dona do lar. Católico, bom pai e boa-praça. Rodeado de amigos, de ideias, inquieto. Envelheceu com saúde e dignidade, trabalhou até os 69 anos, roubava nas aulas da faculdade um pouco da juventude de seus alunos, deixava conceitos preciosos, experiências de vida e cômicas histórias bem contadas. Gilberto era seu império, mas dizem que nenhum império é eterno; como Roma, um dia ele caiu.

E não caiu pouco, segundo a filha:

> Ele foi piorando dia a dia, hoje não sai de casa nem para ir ao mercado ou ao banco, não liga para os familiares, deixou de

dirigir, come e toma banho apenas se alguém mandar; se o telefone toca, ele deixa tocar, tem dormido praticamente o dia todo e já perdeu mais de 10 quilos nos últimos seis meses.

Falta de capacidade cognitiva ou falta de engajamento emocional? Ou ambos? Pensava eu desde o começo dessa consulta. Às vezes, temos paciente com Alzheimer e depressão associados; em outras, temos uma depressão antecedendo o Alzheimer (chamamos de pródromo, algo que aparece antes), e podemos ter ainda uma depressão que simula um transtorno semelhante ao Alzheimer (pseudodemencial). Confesso que a conversa de emagrecimento e sonolência me preocupou.

Tentei um relato emocional espontâneo e, sem obtê-lo, mudei de estratégia, direcionando um pouco a conversa. O Sr. tem se sentido triste, sem vontade?

> Fico triste eventualmente, mas é raro, me sinto anestesiado. Tive tanta tristeza na vida que agora sinto que não tenho muito mais a perder. Isso me conforta um pouco, estou calejado. Me sinto fora do mundo, não tenho por que lutar nem por que sofrer, tenho uma existência silenciosa, não me sinto depressivo, me sinto indiferente. Vou tocar o que me resta de existência, não deve ser muito.

Gilberto enterrou um filho e uma esposa querida em um espaço relativamente curto de tempo, logo depois encerrou uma carreira que era sua fonte de juventude, seu antidepressivo. A vida foi firme e dura com ele, deu-lhe poucas opções, e depois dessas longas batalhas ele adoeceu, esfriou emocionalmente, algo estranho para o italiano visceral que foi. Agora estava enterrando sua independência e sua autonomia sob a sombra de um Alzheimer que veio convenientemente ocultar sua incapacidade de gerenciar suas dores, recolher seus destroços e seguir adiante. Óbvio que ele tinha ainda muito a perder, mas aquela anestesia era um mecanismo de defesa, um sintoma emocional claro e evidente, uma "tristeza sem tristeza", calada, arreativa e distante. O "não sentir" é, por vezes, mais grave do que sentir e manifestar as dores emocionais. O caso se enovelava na minha frente. A conversa ficava pesada, mas Gilberto não derrubava uma única lágrima, de olhos secos e rosto rígido.

Lembrei de um trechinho da letra de um clássico da música popular brasileira, escrito por Arnaldo Antunes e Ana Ruiz:

Socorro, não estou sentindo nada
Nem medo, nem calor, nem fogo
Não vai dar mais pra chorar
Nem pra rir
Socorro, alguma alma, mesmo que penada
Me empreste suas penas
Já não sinto amor, nem dor
Já não sinto nada

Segui para os testes cognitivos, tirei um pouco o foco da história. Ele estava desorientado, errou o dia do mês, da semana, errou o mês e errou o ano, dizendo estar em 1918, sendo que nem sequer havia nascido nessa época. Soletrou com dificuldade, errou contas de cabeça, desenhou precariamente um relógio e, com descaso e distração, errou mais uma série de tarefas que deveriam, para ele, ser bastante simples. A filha acompanhava tudo desanimada. Ao tentar memorizar três palavras, eis que ele me surpreendeu, se recordou bem de duas após um tempo, espontaneamente. A terceira palavra ele resgatou com uma dica. No meio do teste, outra surpresa. Ele disse com um sorriso antipático:

Dr. Leandro, não perca seu tempo, deste cérebro não sai mais nada!

Olha meu nome aí de novo, espontâneo, correto e natural. Seu cérebro estava funcionando mal, não havia dúvida. Mas sua memória estava bem razoável para a idade, o problema era mais a sua atenção, suas estratégias e seu engajamento. Sua cognição estava simples demais, vagarosa, desleixada e pouco se importando para os erros e lapsos que deixou no teste ou pela vida afora ultimamente. A demência lhe calçava como uma luva.

Vamos lá. Um idoso que apresenta uma baixa cognitiva intensa e incapacitante tem uma chance de cerca de 70% de estar com doença de Alzheimer, a forma de declínio cognitivo mais comum de que se tem conhecimento, ainda mais nessa idade. A doença de Alzheimer é uma doença degenerativa, ainda sem cura, que piora de forma progressiva e insidiosa. Na maioria dos casos, a memória é acometida precoce e intensamente. É algo que chama muita atenção, que salta aos olhos, o paciente tem franca dificuldade de fixar novas memórias, de resgatar informações recentes, ficando repetitivo e desorientado. Com o passar dos anos, o paciente com Alzheimer perde outras habilidades, podendo ficar bastante incapacitado.

Agora, esse caso estava fora da curva para um Alzheimer, pelo menos para um Alzheimer isolado. Podia ser outra coisa ou algo associado, misturado. O quadro evoluiu muito rapidamente, havia muita indisposição, sintomas físicos exuberantes (como o

Os tipos de depressão

franco emagrecimento logo no início e muita sonolência), além desse contexto peculiar de múltiplas perdas. Nos testes, a dificuldade parecia poupar um pouco a memória, evento infrequente na doença de Alzheimer.

Outras doenças também podem causar perda cognitiva, como: múltiplos acidentes vasculares cerebrais (AVCs), problemas de tireoide, baixa de vitamina B_{12}, HIV, sífilis, traumatismos cranianos, degeneração frontotemporal, aumento de líquido no cérebro (hidrocefalia), entre outras. Outra coisa que pode simular completamente uma demência é a depressão. Em todas as causas anteriores existem exames que podem ajudar, mas, na depressão, só temos a impressão clínica e a exclusão das doenças anteriores.

Investiguei tudo e mais um pouco. Exames de sangue perfeitos, inclusive hormônios e vitaminas. Nada de evidência de doença oncológica (câncer) que pudesse justificar o emagrecimento importante. Revisei todos os medicamentos, nada suspeito. O exame de ressonância do cérebro mostrou-se normal para a idade, sem nenhuma lesão estrutural. Realizamos um exame bem moderno chamado *PET scan,* no qual o cérebro é rastreado e é possível ver a função de algumas áreas. Esse exame mostrou um cérebro preguiçoso, difusamente menos ativo, com predomínio nas regiões da frente, lobos frontais, dos dois lados. Esse não é um padrão sugestivo de Alzheimer, sendo um pouco inespecífico para a idade, mas até possível em um caso de depressão grave no idoso.

Nesse momento lembrei do gato. Tinha, sim, um mamífero andando no telhado, chamou-se de gato (Alzheimer!). Mas, olhando bem, não tinha orelha de gato, nem bigode de gato, nem pele de gato, não era gato. Era um cachorro metido a gato. Um cachorro preto, daqueles da OMS, sorrateiro e indesejado.

Mas, nesse momento, eu ainda não tinha certeza de que era depressão isolada. Precisava tratar, rezar e seguir, ver o que sobrava. Havia um caminho e uma esperança de trazer o Gilberto de volta, como foi feito com o Marcos.

No idoso, a depressão pode se mostrar de forma diferente, pode trazer mais sintomas físicos e cognitivos, como já dito anteriormente. Isso acontece por diversas razões. Primeiro, o cérebro do idoso é mais vulnerável aos sintomas intelectuais, existe uma perda de reserva, uma suscetibilidade maior a esses sintomas. Além disso, os idosos referem menos sintomas emocionais, às vezes não querem parecer frágeis e que estão reclamando demais, tendem a conviver com sintomas depressivos como se eles fizessem parte do pacote da terceira idade, como se fosse algo esperado. Por isso, a descrição de perda clássica de prazer e tristeza profunda pode ser um pouco mascarada nessa fase da vida. A própria sociedade enxerga pouco a depressão nessa faixa etária. Consideramos que eles são mais calados, mais apáticos, mais entristecidos mesmo, que estão dentro do esperado para a idade e contexto de vida. Estão com problemas de saúde, estão fora do seu tempo, perderam parte de sua utilidade, logo são mais para baixo mesmo e tudo bem.

É um raciocínio equivocado e perigoso. A depressão na terceira idade tem muitas faces e agrava muito o rendimento do idoso. Uma vez tratada e revertida, pode trazer de volta o convívio social, o engajamento profissional e ampliar muito a qualidade de vida, em qualquer idade. Se não reconhecida trará isolamento, piora de doenças prévias e risco de suicídio — um evento que vem crescendo na terceira idade, dada a não percepção e a não abordagem da depressão nessa fase da vida.

Os tipos de depressão

A depressão encontra na terceira idade um ambiente propício para seu desenvolvimento: limitações físicas, solidão, isolamento social, perda de amigos e entes queridos (lutos sequenciais), sintomas de dor crônica, medicamentos, etc. No Brasil há outros agravantes, como o sistema previdenciário desfavorável, a falta de acessibilidade, o preconceito, a falta de respeito e a falta de atividades de engajamento.

Existem dois contextos bem definidos. Pessoas que tiveram quadros de depressão anteriormente, que apresentam um novo episódio após os 65 anos (recorrência na terceira idade), e pessoas que apresentam seu primeiro episódio nessa fase da vida (ocorrência inicial), como foi o caso do Gilberto. Nesse segundo contexto o diagnóstico é mais difícil, dada a falta do padrão conhecido anterior.

Mas como será que evoluiu o nosso paciente? Bem, não foi um caminho nada fácil. Testamos três medicamentos diferentes (trocados por causa de efeitos colaterais como náusea, piora do apetite e piora do sono). Tivemos que esperar cerca de cinco meses, mas a prescrição engrenou e evoluiu. Ele se recusou a fazer psicoterapia, e respeitamos pacientemente até que houvesse um contexto mais favorável para tal. Eu queria muito que ele tivesse tentado, havia muita coisa a ser trabalhada pelo psicólogo, como processamento do luto, a recuperação da empatia, da autoestima e o desenvolvimento de novas armas de enfrentamento e gerenciamento emocional. Sempre prefiro, nesses casos, um tratamento multidisciplinar, abrangente e complementar.

No terceiro retorno ao meu consultório encontrei um Gilberto realmente diferente, de bermuda e camiseta colorida com aspecto de nova. Perguntei se estava "à paisana", e ele sorriu com alguma sinceridade. Bianca disse:

Ele renasceu, doutor, só isso que tenho a dizer. Faça sua avaliação e seus testes. Mas acho que você curou esse Alzheimer.

Eu não fiz nada, só tratei uma doença potencialmente reversível. Examinei um Gilberto mais dinâmico, com uma *performance* bem acima do primeiro exame. Apesar de ele já ter quase decorado os testes de tanto treinar, foi uma evolução incrível. Embaixo da depressão não havia nada, era só ela mesmo, límpida, pura, brincando de festa à fantasia, vestida de demência progressiva. Na balança, 8 quilos a mais. Ele voltou a jogar xadrez na associação paulista, entrou na hidroginástica, bateu bola com o neto e se matriculou em atividades da terceira idade.

O remédio não apagou suas dores. Ele ainda tem um cérebro machucado e mal cicatrizado; antidepressivo não é borracha. Ele não rebobina a fita, não desenterra os mortos e não é pílula da felicidade. Mas ajudou a recompor um cérebro com freio de mão puxado, permitiu que o paciente saísse da inércia da sua apatia, mostrou que ele tem uma vida que precisa, mesmo que nem sempre mereça, ser vivida. Ele tinha uma filha, quatro netos, muitas histórias para contar, risadas para dar e provocar, lugares para conhecer, e o fez por mais dois anos. Gilberto morreu há três meses de infarto agudo, em um quarto de UTI, completamente lúcido, sem depressão, ouvindo Demônios da Garoa. Sua hora chegou.

Oh vida! Oh céus! Oh azar!

Em 1962 nascia um personagem consagrado mundialmente pelo seu persistente mau humor, a hiena Hardy, parceira do otimista leão Lippy, criações de William Hanna e Joseph Barbera, cartunistas norte-americanos. Na trama, a hiena se mostrava negativa, pessimista e queixosa, não sorria, se arrastava cansada para cá e para lá, reclamando da sorte e pintando a realidade com cores melancólicas. Seu carisma era fruto dessa sua natureza humana, desse sarcasmo rabugento constante e cansado. Seu bordão foi eternizado no imaginário coletivo, pois todos conhecemos alguém meio Hardy, quando não o somos nós mesmos.

Existe, meu amigo leitor, uma forma bastante frequente e arrastada de depressão. Conhecida como distimia, foi recentemente rebatizada por alguns como transtorno depressivo persistente. Trata-se de uma forma de depressão insidiosa, crônica e de menor intensidade. Acredita-se que cerca de 5% da população apresente, em alguma fase da vida, esse transtorno, que muitas vezes não é adequadamente diagnosticado, nem tratado. Ele pode ocorrer tanto em homens como em mulheres, mas é duas vezes mais comum no sexo feminino. A idade de início é variável, pode ser qualquer fase da vida, mas a maioria dos casos se instala ainda na infância ou na adolescência (instalação precoce), atrapalhando o desenvolvimento da autoimagem, amarrando o rendimento social, escolar e, por vezes, profissional — a adolescência é uma fase repleta de escolhas, com muita demanda cognitiva e emocional. O quadro é menos abrupto que o episódio depressivo clássico e tem sintomas menos incapacitantes. O diagnóstico é feito quando a duração dos sintomas ultrapassa dois anos de evolução, sendo fundamental definir um mau humor patológico (humor deprimido), contínuo ou quase contínuo, sentido na maioria dos dias, durante boa parte deles, sem melhora sustentável por mais de dois meses consecutivos, com impacto na qualidade de vida, mesmo que não imponha limitações evidentes como no transtorno depressivo maior, mais grave e incisivo.

A distimia é um importante problema de saúde pública. O fato de durar muito tempo e ser pouco reconhecida faz com que gere um impacto intenso ao longo de muito tempo. Além disso, quem tem distimia pode evoluir para quadros de depressão. Sei que abordamos essas características no capítulo anterior, mas não custa essa revisãozinha antes de conhecer a Isabelle.

Conheci Isabelle quando ela tinha 22 anos. Estudante do terceiro ano de odontologia, recepcionista de uma clínica de estética, era uma profissional do mau humor. Morava com os pais e um irmão mais novo e foi trazida à consulta meio a contragosto, pelo namorado recém-promovido a noivo, estudante de veterinária, atento e informado, que disse logo no início da consulta:

Dr. Leandro, ela tem isso aqui. Tenho certeza.

Rafael apontava para a tela do celular, onde se via um vídeo com uma entrevista sobre distimia.

Sorri. É curioso como algumas vezes o paciente ou um familiar busca ajuda por ter encontrado sozinho algo que se ajusta e explica o que vem sentindo ou o que vem acontecendo com alguém próximo. Em algumas patologias mais sutis e características, isso é bem comum e relativamente frequente, como na distimia e nas formas mais brandas de autismo e mesmo em casos de transtorno do déficit de atenção e hiperatividade (TDAH). O transtorno passa despercebido pelas pessoas em geral e por profissionais de saúde pouco atentos, mas um belo dia seu portador tropeça em descrições que justificam seu modo de pensar, agir e sentir, e nesse momento ele deixa de se sentir um peixe fora d'água.

Isabelle era o protótipo de menina realizada com a vida perfeita. Quem olhasse brevemente, de fora, veria uma jovem muito bonita, educada, saudável, de boa família, que trabalha, estuda e está em um relacionamento afetivo harmônico. Esse observador não teria como saber que o coração dela albergava emoções amargas como uma tônica *light* e estava ácido como um gomo verde de limão. Ela via a vida por uma janela peculiar, como sugeriu Rafael, que seguiu coordenando o começo da consulta:

Não é normal! Conheço a Isa há quatro anos, ela está sempre chateada, desanimada, é muito difícil de agradar. Reclama constantemente de tudo e de todos, é irritada e extremamente crítica, nada é bom o suficiente. Percebo que ela é triste, melancólica, insatisfeita com a vida que leva, parece esperar algo inalcançável, não consegue aproveitar os bons momentos que temos passado.

Papo direto, franco, mas esperei a resposta da paciente.

Não é bem assim. Se algo me incomoda, devo ficar calada e aceitar? Não tenho culpa se não acho graça em 90% das coisas que o pessoal gosta por aí. Tenho meu jeito, só isso, prefiro ficar na minha e fazer meu trabalho direito. Não acho que estou doente por causa disso.

Bons argumentos, mas será que é assim mesmo? Continuamos a conversa mais um pouco e então:

Sabe, Dr. Leandro, sinto realmente um certo desânimo logo que acordo e penso que tenho que ir trabalhar, encontrar aquelas pessoas, repetir os afazeres de todo dia. Fico na minha a maior parte do tempo, mas por dentro me irrito com absolutamente tudo, sinto que não sinto prazer como as outras pessoas, parece que estou em uma eterna TPM, sempre incomodada e meio triste. Não me tranco no quarto como alguém com depressão, sei das minhas responsabilidades, mas sinto que funciono diferente, sou uma velha no corpo de jovem, me sinto chata, meio ranzinza.

Isabelle entrou nesse ritmo mais depressivo havia muito tempo, nem sequer sabia quando e como. Estava havia tanto tempo funcionando desse jeito que mal se lembrava da menina alegre e disposta que fora até o final da infância. O quadro se intensificou a partir dos 12 anos, coincidindo um pouco com a primeira menstruação. Evoluiu relativamente estável, com pouca flutuação. Nessa matemática, foram pelo menos dez anos rastreando o mundo em busca de problemas, imperfeições que pudessem justificar seu sentimento de frustração crônica, sua irritação latente, sua predisposição ao sofrimento e à lamentação.

Vamos ouvir mais um pouco o Rafael antes de expulsá-lo gentilmente da consulta:

> Então, ela tem dificuldade em manter amizades, não se esforça nem um pouco, as pessoas tendem a achá-la arrogante e até meio grossa, ela não gosta de sair, passeia pouco e não topa nem viagens com a família. Quando acontece de algum programa dar certo, ela passa o tempo todo se queixando, se ocorrem trinta coisas boas e uma ruim, ela vai destacar esse evento ruim e fechar a cara o resto do dia. Nós, que conhecemos a Isa melhor, sabemos que tem uma pessoa mais alegre aí dentro, mas que só dá as caras muito raramente, por um breve intervalo de tempo. Precisamos dessa Isabelle escondida, essa que vale a pena, que sabe se divertir e que consegue enxergar o lado bom da vida.

Muitas vezes é difícil distinguir um quadro depressivo da personalidade de base da pessoa. São conceitos um pouco diferentes, mas podem se entremear na distimia, essa forma arrastada e longa de depressão mais leve. A personalidade é um conjunto de fatores cognitivos e emocionais que determinam o jeito de ser da pessoa, sua forma básica de reagir ao mundo e às vivências. A personalidade é resultado do temperamento de alguém, da natureza comportamental. É um conceito subjetivo, mas de algo geralmente mais estável e de longuíssimo prazo, com pouca modificação com tratamento medicamentoso e poucas mudanças ao longo da vida, apesar de algumas alterações poderem ocorrer na personalidade com o amadurecimento e as ocorrências vitais.

Dizer que algo é um transtorno de personalidade seria dizer que algo faz parte da essência de alguém, da forma como se desenvolveu aquela psique, com fortes determinantes genéticos e alguns fatores ambientais. Tudo isso traz um certo pessimismo ao tratamento, uma vez que a personalidade costuma resistir ao tempo e às principais intervenções, sendo uma estrutura estável, robusta e relativamente estanque.

Por certo tempo a distimia foi estudada como uma tendência da personalidade, uma vez que é crônica, começa geralmente cedo na vida e persiste com certa estabilidade. Isso trazia um certo conformismo a médicos e pacientes, sendo estes tratados de forma parcial ou mesmo não tratados, já que são assim e pronto. Isso mudou muito nas últimas décadas.

Atualmente, a distimia é vista como um transtorno que surge na vida de alguém, que aparece em um momento e persiste, sorrateira e lenta, mas é diferente de sua personalidade. Ela é agora reconhecida como uma forma de depressão, como outras mais agudas, devendo ser prontamente reconhecida e tratada, de forma incisiva e sob os mesmos parâmetros de qualquer depressão, não sendo admitido conformismo nem aceitação de sintomas residuais; busca-se sempre a melhor resolução possível. Essa evolução do pensamento tem algumas explicações:

- Primeiramente, sabe-se que a distimia pode aparecer em qualquer idade, desde a infância e a adolescência, confundindo-se mais com o conceito de personalidade, mas também na vida adulta e até o início da terceira idade, mostrando que se aloca em cima de uma personalidade, que tem natureza diferente dela, sendo mais provavelmente um evento adicional, que acontece e pode ser combatido.
- O tratamento medicamentoso da distimia mostra resultado interessante em uma boa parcela dos pacientes; o mesmo vale para a psicoterapia e mudanças do estilo de vida.
- É frequente a distimia evoluir para a depressão episódica aguda clássica, mais intensa. Estima-se que a maioria dos pacientes terá um episódio de depressão maior superposta à distimia no intervalo de cinco anos do início dos sintomas de distimia. Antigamente classificava-se essa ocorrência de depressão dupla, mas hoje considera-se o mesmo espectro de doença, sendo uma mais leve e constante e a outra mais profunda e episódica.

A distinção entre personalidade e evento depressivo, apesar de teórica, é relevante. É mais ou menos a mesma diferença entre "ser" e "estar". Hoje acreditamos que a maioria das pessoas com distimia "está" com o transtorno, mesmo que às vezes achem que "são" assim mais depressivas, devido à vida longa da disfunção. Mas voltemos ao caso em questão, agora sem o noivo, que convidei a se retirar um pouco para que a paciente pudesse ficar mais à vontade:

Por mim, ficaria assim mesmo, sabe? Sou triste e meio insuportável mesmo, mas me adaptei a essa imperfeição, quase nem tenho lembranças diferentes. Mas quero mudar pelo Rafa, ele não merece desperdiçar sua vida comigo assim. Ele é o único no mundo que realmente me aguenta, me entende e se preocupa. Amo-o mais que tudo e sinto que nosso relacionamento depende desse tratamento. Por favor, me deixe boa.

Romântico, não? Mas meio romântico demais para o meu gosto. Isabelle tinha a visão equivocada, estreitada pela própria depressão. Fazia o certo, optando por se tratar, mas pelo motivo errado. Estava terceirizando sua emoção, fazendo primariamente para o outro, para salvar seu relacionamento, que, já adianto, ia de mal a pior. A depressão estava lá havia tanto tempo que ela não fazia mais questão de se sentir bem, de ser feliz para si, de viver uma vida plena, com ou sem o noivo. Perceba como é triste sua visão conformista. Ela não via, mas tinha não apenas um relacionamento para reconquistar, mas o mundo. Com sua baixa autoestima e sua visão negativa, contentava-se com planos menos ambiciosos, almejava estar OK para o outro.

Mesmo assim, gostei da atitude. Quem sabe haveria tempo de mudar essa visão, colocar-se no centro. Eis aqui o momento mais importante de uma vida, quando você é o protagonista da sua existência, quando aloca o feixe de luz sobre si e brilha como o ator principal, responsável e beneficiário da própria felicidade. Quando percebe que pode e merece mais, arregaça as mangas e vai à luta, por si mesmo, por seus projetos.

Depressão não é fraqueza

Antes de contar como evoluiu esse caso, gostaria de voltar um pouco à biografia da Isabelle, pois ela tinha algumas pecinhas relevantes para entender os determinantes da doença.

Minha mãe sempre foi extremamente depressiva, desde que me conheço por gente. Meu pai a abandonou quando eu tinha 6 anos de idade, nunca mais voltou, e ela também não foi atrás, ele bebia muito e era agressivo. Fui criada na casa dos meus avós, pessoas maravilhosas. Aos 11 anos, fui levada a um agente de modelos para fazer testes e um *book* fotográfico. Passei pela pior experiência da minha vida, ele me fez tirar algumas fotos sensuais, sem roupa, tocando a mim mesma. Insinuou que a carreira exigiria pouca vergonha e concessões. Saí correndo de lá, chorando, desesperada, não contei para ninguém. Ele não encostou em mim, mas me destruiu à distância, nunca mais fui a mesma. Nunca cheguei a ver as fotos, imagino até hoje que deve ter ido para alguma rede de pedofilia. Acho que isso me ajudou a não gostar de gente, a não gostar da vida, a não gostar de mim.

Quem vê cara não vê coração. Isabelle tinha tudo para estar plena, mas seu coração albergava genética e histórico para depressão. Toda depressão tem um mosaico de causas, suas próprias razões de ser. Filha da depressão, Isabelle lidou cedo com a dor emocional e a rejeição. Sua força se condensou precocemente em sua beleza: ela sonhou em ser modelo, encheu o saco da família, deu tudo errado. Culpa, vergonha, frustração. Com 11 anos, sua força se tornou seu calcanhar de Aquiles. Assediada, notou que a beleza nem sempre agrega e abre portas. Assim, fechou os olhos para a vida. A junção do DNA predisposto com os eventos biográficos negativos culminou na depressão, nesse caso persistente. Isabelle era forte, não despencou inicialmente na depressão maior, escorregou para dentro da distimia, vivendo uma adolescência relativamente produtiva mas sem sonhos. Abdicou do prazer, se enviesou pela existência irritada, impaciente, entristecida, fechou sua carapaça. Encontrou no amargor algo que atenuava sua doce beleza, e no processo depressivo uma congruência com aquilo que julgou nascer para ser: infeliz. Difícil saber se ela desenvolveria ou não distimia caso tivesse outra história de vida. Não temos essa bola de cristal. Não podemos menosprezar o impacto da biologia natural dela, da fase de transição para a adolescência e do impacto hormonal. Por isso, gosto de pontuar as ocorrências como gatilhos, desencadeadores de um processo patológico, mas não sua causa única e primária. A vida é prospectiva, só vai para a frente, não dá para editar ou reescrever uma história; saber exatamente o peso de determinado fator desencadeante é uma missão impossível. O fato é que muitas pessoas passam por situações terríveis e uma parcela delas evolui para um quadro depressivo; outras continuam a vida sem nenhum evento de destaque, o que sugere que os genes (fator interno) e as experiências (fator externo) podem ter um peso variável a depender de cada caso. Devemos ter cuidado para não menosprezar nem supervalorizar ocorrências, mas ponderá-las em conjunto, como um quebra-cabeça que explica a persistência de determinado processo emocional.

Nessa mesma consulta iniciamos um tratamento medicamentoso, encaminhei a Isabelle para a psicoterapia e orientei mudanças em seu estilo de vida. Lá pelas tantas o Rafael voltou para a consulta, e conversamos sobre o acerto no seu diagnóstico.

Esse caso teve uma evolução estranha. A Isabelle realmente melhorou, e rapidamente. Voltou em sete semanas, mudada, mais animada e reativa. Estava até meio empolgada com o tratamento e com sua evolução inicial na psicoterapia e na academia. O remédio não a transformou em alguém que ela não era, a distimia é que deu uma trégua; começávamos aos poucos a conhecer a verdadeira Isabelle. Sem o prisma melancólico, via-se uma jovem com um entusiasmo diferente. O mundo não havia se alterado em nada, mas existia novamente um filtro alegre e mais otimista. Não havia mágica nenhuma, só um cérebro restabelecendo sua função de gostar da vida, de recompensar a consciência diante de "acertos" biológicos, com sua moeda universal, o prazer. Claro que estava tudo ainda muito no começo, mas era uma evolução e tanto. Havia uma lua de mel da paciente com o tratamento. Dessa vez, o Rafael não veio, estava trabalhando, mas enviou uma carta em que se mostrava feliz e citava uma evolução positiva de "uns 80%", um número otimista, aproximado mas animador. Ah, o casamento estava agora marcado, ocorreria em cinco meses. Achei por um instante que o caso era de cura fácil, que os deuses tinham entrado em um acordo e proclamado o final da Guerra dos Cem Anos, como num toque de mágica, em apenas sete semanas. Menosprezei meu inimigo. Tínhamos vencido uma batalha, mas a guerra seria longa.

Em três meses ela se consolidou, mantinha alguns sintomas residuais de depressão, mas estava bem. Mas duas ocorrências quase simultâneas mudaram o curso da história. O noivo partiu, sem mais nem menos, cancelou tudo e jogou a toalha. Mas logo agora?, pensei. Logo quando apresentamos a ele a nova Isabelle, animada e capaz de ser feliz? Até hoje não sei o que aconteceu, se o cara se apaixonou por outra e seguiu em frente ou se a distimia era a verdadeira cola daquele casal. Cheguei a pensar que ele a tinha esperado ficar boa para dar fim ao compromisso, com medo de ela se aprofundar na depressão e cogitar algo pior. Queria ter conversado cinco minutos com ele. Como a gente gosta de fofoca, não é? Mas a história tinha outros requintes de crueldade. Quem pensou e tentou algo pior foi a mãe de Isabelle. Portadora de depressão intensa, ela tentou suicídio poucas semanas depois, ingerindo quatro cartelas de calmante tarja preta. Ficou internada em estado grave por cerca de oito semanas. A vida testou Isabelle precocemente, no seu melhor momento psíquico. Ainda bem, se não estivesse tratada teria sido muito pior.

> Desci ao submundo depressivo, vi meus maiores medos lá, sem meu noivo e único amigo, sem minha mãe, que agora lutava pela vida, que na verdade nunca quis realmente viver. Sei que não existe fundo do poço, mas cheguei em um lugar próximo. E cá estou, infeliz, mas pela primeira vez em muitos anos tenho real motivação para tal.

Lembro que na época achei essa reflexão interessante; era como ter sentido uma dor espontânea antes e agora sentir dor porque alguém pisou no seu pé, reservadas as devidas proporções, pois foi um belo de um pisão no pé.

> Minha dor agora é aguda. Não quero ver o Rafael nunca mais. Ainda bem que não casamos, ele foi covarde e desumano, eu merecia mais explicações depois de tudo. Quanto à minha mãe, que tristeza, meu Deus! Claro que quero que ela sobreviva, e ela vai sobreviver. Mas queria mesmo que ela não tivesse desejado com tanta força a morte, como pude deixar isso acontecer? Perdi tempo demais voltada para o meu próprio umbigo. Mas vejo que terei, neste caso, uma segunda chance.

Apertei os olhos, queria esfregá-los na verdade. Ela estava mais depressiva, mas bem menos doente que antes, se é que você me entende. Passou a separar os problemas, sofrer de forma real, não por fantasmas psicológicos. Seu cérebro rastreou e encontrou uma forma de olhar o problema sob um viés otimista. Não que fosse suficiente para deixá-la bem, mas era um bom começo. Dobramos o antidepressivo, foi necessário, acredite. A psicoterapia passou para duas vezes por semana; fomos de cavalaria, infantaria e tudo mais. A nova batalha durou outros longos quatro meses, dessa vez nos moldes de depressão maior, mas vencemos.

Dizem que o que não mata, fortalece. Neste caso foi verdade. Isabelle saiu da distimia e entrou de forma reativa em um quadro depressivo maior, largou a faculdade, tirou um mês e meio de férias do trabalho e se remoeu por dentro, repleta de culpa e solidão. Mas prosseguiu forte, paciente, fazendo da sua introspecção o alicerce do seu caminho de volta. Sua mãe se recuperou bem e se tornou uma nova missão para Isabelle. Sem o Rafael, a paciente mudou sua rotina e ampliou aos poucos sua rede social, reativando antigos gostos e amizades. A vida prosseguia menos sufocante, e o cérebro prosseguia orgulhoso de ter escapado de uma implosão. Doença nenhuma só tira, como já sabemos.

Isabelle vem sendo acompanhada há três anos. Oscilou pelo polo depressivo, mas hoje está plena e tratada, não só pela medicina e pela psicologia, mas também pela vida, que tem sido amistosa depois de tudo. Sua versão depressiva focou em conquistar o noivo, lá no começo, lembra? Ela sofreu, mas conquistou o mundo. Hoje vive como uma jovem com seu potencial, faz pós-graduação, se cuida, está produtiva e bem. Engata seus romances aqui e ali, ainda distante de algo mais sério. Tem gostado de si e da vida, ainda é meio grossa e temperamental — seria a tal personalidade? Essa história tem aqui seu parcial e almejado final feliz. Mas estamos de olhos e ouvidos bem abertos para qualquer latido esquisito.

Marcou com depressão, chegou em mania

Este caso foi realmente marcante e curioso na minha carreira. Lembro que eu voltava do almoço e perguntei para minha secretária sobre a paciente das 13 horas. Palavras da Débora:

> Ela está chegando, está um pouco atrasada, me passaram no agendamento que era um quadro de grave depressão, que mal estava saindo do quarto, a irmã estava muito preocupada.

Bom, vamos aguardar então. Passados dez minutos, noto da minha sala um certo agito na recepção, pessoas falando como se discutissem. Saio para chamar a Márcia, a paciente nova, me deparo com duas moças, muito, mas muito parecidas. Traços levemente orientais, cabelos pretos na altura dos ombros, mesma altura, não daria mais de 30 anos para elas.

Sempre faço um exercício mental de tentar adivinhar quem é a paciente, antes de perguntar. Neste caso, caí do cavalo. De um lado tínhamos a versão sem maquiagem, roupa escura e fechada, cabelos soltos, naturais, sem brincos, rosto tenso e contido, sorriso mínimo e social. Do outro, a versão intensa, roupa mais ajustada, em tons de laranja mais vibrante, decote profundo, maquiagem carregada, brinco, colar e pulseiras, *kit* completo, sorriso mais largo, um pouco além do ponto, olhar vívido. Como eu buscava minha nova paciente "depressiva", chutei aquela que descrevi primeiro. "Vamos entrar, Márcia", falei apontando para a Andréia.

> Márcia é ela, somos gêmeas.

Lá vieram as gêmeas, idênticas, com postura, vestimentas e comportamentos bem diferentes, mas o mesmo código genético. Eis que a paciente começou a falar com entusiasmo, antes da primeira pergunta, antes mesmo de sentar:

> Dr. Leandro, vim mais por consideração, já que a consulta estava agendada e tal, mas passei em outro médico algumas semanas atrás, lá em Santo André. Sabe que o nome dele também era André, curioso, não? Eu achei! Logo um André em Santo André, muita coincidência. Seria como se esta cidade se chamasse Santo Leandro, apesar de não ter santo com esse nome, ou tem? Você conhece algum, Andréia? Putz, André, Santo André, Andréia, esse nome tá me perseguindo.

Respirei, mas antes de começar a falar, Márcia (a paciente) já complementou:

> Estava muito triste, mas muito triste mesmo, mas agora estou bem, estou feliz, feliz da ponta do cabelo até a unha do pé, me sinto capaz de muitas coisas, sabe que comprei até um gato, digo aquele de quatro patas, não um cara bonito, mas sabe que não seria nada mau ter os dois, apesar de que homem bonito dá muito trabalho, mas é bom também, acho que vale a pena.

Estiquei a mão direita e interrompi a paciente, fechando o punho, gesto imortalizado pelo Jô Soares quando interrompia a música de seu famoso quinteto. Ela compreendeu prontamente, fez um gesto animado de zíper na boca, sorrindo e mordendo os lábios.

Os tipos de depressão

Seu discurso estava acelerado, agitado e um tanto desordenado, as ideias surgiam e saíam pela boca sem conclusão, fugindo do assunto principal. Havia uma franca pressão de discurso, ou seja, uma vontade irresistível de falar. Além disso, o discurso se arborizava, seguindo por galhos secundários, descarrilhado. Note que o conteúdo era pouco filtrado pela crítica, fugindo do intuito da consulta e apresentando-se um pouco desinibido, desavergonhado, livre, leve e solto, excessivo, fora dos trilhos do padrão social. Foram apenas trinta segundos, mas suficientes para eu cogitar o diagnóstico.

Sua irmã assumiu o discurso:

> Ela estava péssima, doutor, depressiva de verdade, muito ruim, sem ânimo e prazer para nada, falava em morte, ficava jogada pelos cantos, mal queria comer. Sei que não parece verdade, mas isso foi há apenas cinco semanas, ela estava irreconhecível. Agora está mais irreconhecível ainda, mas ficou alegre, ativa, mas bizarramente empolgada, não aguentamos mais, ela não para mais de falar, se irrita com facilidade e anda apresentando um comportamento estranho.

Márcia olhava atentamente, esperando uma única respirada mais longa para interromper outra vez, balançava a cabeça negativamente, fazia caras e bocas, demonstrando não concordar.

> Estou muito bem, não tenho culpa se você é careta. Sou a versão melhorada da minha irmãzinha apagadinha aqui. Nem sei como habitamos o mesmo útero, ela é chata, controladora, eu quero ser livre e fazer o que me der na telha. O dinheiro é meu, o corpo é meu, a vida é minha. Faço dela o que bem entender.

> Estão preocupados, pois abri meus olhos, saí da gaiola, que nem um pássaro selvagem em cativeiro, e agora vou voar para longe de tudo, quero provar de tudo, ser feliz enquanto é tempo, pois a vida é um presente, ninguém deveria recusar ou reclamar de presentes, só uma vez que ganhei uma roupa estranha quando era criança, quem dá roupa para criança? Somente um idiota mesmo. Quero viver! Me sinto forte, acho que vou colocar silicone, será que é muito caro? Quanto você acha que cabe? Bom, eu trabalho para quê? Pago o valor que for, chega de peito caído e vidinha mais ou menos.

Márcia trabalhava no Tribunal de Justiça, tinha 28 anos, era formada em direito, aprovada na OAB e concursada. Foi casada por quatro anos, estava separada havia três, tinha um filho de 6 anos e meio. Morava sozinha com ele, se virava na sua jornada dupla, rotineira e cansativa. Sua biografia era marcada por três episódios depressivos bem delimitados. O primeiro aconteceu aos 16 anos, durou sete meses e foi tratado com psicoterapia e medicamentos naturais. O segundo aconteceu na época da separação, foi mais grave, motivou o afastamento do trabalho por dois meses. Seu filho ficou sob os cuidados da irmã, que além de gêmea mora no mesmo prédio e trabalha no mesmo fórum — mas que falta de criatividade! Esse segundo episódio foi tratado de forma "espiritual", também sem medicamentos. Elas vinham de família espírita e optaram pela conduta religiosa naquele momento. Esse episódio durou cerca de seis meses. Foi mais reativo, no contexto da separação, após a descoberta de uma traição do marido, que não era a primeira.

Márcia sempre foi uma pessoa um pouco mais calada, fechada e tímida, mas seu jeito meigo a levou a fazer boas e duradouras amizades. Para relacionamentos, tinha o dedo podre, como dizem por aí. Já foi roubada, explorada, humilhada e agredida por companheiros diferentes, até encontrar seu ex-marido, que mantinha uma segunda família e tinha dois filhos fora do casamento, com mulheres diferentes.

Ela não devia nada para ninguém, dormia cedo, nunca foi de balada, nunca bebeu, nunca fumou e nunca usou nenhuma droga, nem os antidepressivos que precisava na sua carreira sequencial de depressão maior. Tocou a vida de cara limpa, de alma limpa, mas com o tal cachorro preto nos seus calcanhares. A religião sempre a ajudou, era seu acalanto, sua psicoterapia, sua resignação aos determinantes da vida; estudava o espiritismo e encontrava nele uma razão para seguir, apesar dos pesares. A minha impressão é que entre os episódios depressivos marcantes ela sempre manteve alguns sintomas residuais, passava algumas fases melhores e outras piores, sempre com alguma melancolia e sintomas leves de ansiedade.

No trabalho, nunca se destacou muito, mas sempre foi meio caxias. Era muito respeitada por seu comprometimento, quase não faltava. Sua ligação com sua irmã gêmea sempre foi muito intensa, como de costume entre gêmeos idênticos. Andréia tinha um emocional parecido, recebeu o diagnóstico de distimia (transtorno depressivo persistente), vivia com alguma irritação e insônia. Elas seguiram sempre polarizando para baixo no espectro emocional, em uma manifestação semelhante, parecida, mas calhou de eu conhecê-las diferentes, em uma fase meio que Ruth e Raquel, desalinhadas.

Mas e agora, o que tinha acontecido com Márcia? Como a serena e conservadora Márcia, advogada, espírita, sem vícios, mãe presente e amorosa, com seus episódios depressivos, deu essa guinada de 180 graus?

Palavras da irmã:

Depressão não é fraqueza

Desta vez a depressão veio diferente, mais lenta, melancólica e apática, ela afastou todo mundo. Como a consulta aqui demoraria, passamos com ela no médico do convênio. Ele identificou a depressão prontamente e passou um medicamento para animá-la. Ela reagiu bem no começo, mas com cerca de três semanas de tratamento começou a ficar estranha, perdeu completamente o sono, passou a se vestir diferente, mudou o jeito de sentir e viver as coisas, teve um surto de autoestima elevada, ficou arrogante, pedante e irresponsável. Antes não tinha energia, agora não para quieta. Comprou mesmo o tal gato, que custou dois meses inteiros de salário, nunca soube que ela gostasse de gatos. Vendeu o carro, pegou 25 mil reais no banco emprestados e comprou uma passagem só de ida para Nova York, na primeira classe. Comprou roupas novas e muita maquiagem, passou noites aprendendo a se pintar. Passou a ser descuidada com o filho. Chegou a deixá-lo sozinho em casa por duas horas enquanto batia papo com os taxistas na rua, dizem que estava até de rolo com um deles, coisa que não faria antes, ou pelo menos faria discretamente. Ela está se achando, voltou a ser uma adolescente rebelde e perigosa, coisa totalmente fora de sua personalidade. Não a quero depressiva, de forma alguma, mas assim não dá pra ficar, ela está enlouquecendo aos poucos e está enlouquecendo a família também.

Tudo em Márcia estava um tom acima. Até bom humor devemos ter com moderação. Ela estava inflada, sua autoestima passou do aceitável, seu otimismo virou irresponsabilidade, ela estava muito cheia de si, a mente rápida e sem freio criava suas fantasias prazerosas e as executava, com pouco filtro, pouco cuidado, pouco planejamento. Seu comportamento descarrilhou, como seu pensamento. Dívidas, encontros amorosos sem proteção, descuido com o filho, irritabilidade, privação crônica de sono, energia demais. Ela se tornou um carro desgovernado. Como era independente e dona do próprio nariz, tornou-se extremamente perigosa para si, podendo rifar sua saúde e sua credibilidade, criando uma fama difícil de desconstruir posteriormente. O quadro era de mania. A euforia patológica descrita nas polarizações bipolares. Ele teve três episódios depressivos maiores, agudos e melancólicos. No terceiro, diante do tratamento medicamentoso, ciclou pela primeira vez na vida, aos 28 anos, em reação ao primeiro contato com um medicamento antidepressivo. Marcia era bipolar. Seu diagnóstico foi firmado logo ao reconhecimento do primeiro episódio de mania, mesmo que induzido por um antidepressivo, uma vez que evoluiu de forma relativamente rápida e em poucas semanas após a introdução do medicamento contra a depressão.

> Sinto minha mente afiada. Estou criativa como nunca fui, poderosa. Sinto prazer na natureza, no sexo casual, no gole da cerveja ou do refrigerante, gosto também de gim, dizem que não engorda. Não vejo problema em me admirar e me vestir de maneira mais sensual, sou solteira, me livrei daquele entulho. Não sou de ninguém agora, tomei todas as vacinas, se precisar repito a de tétano, embora não mexa com ferrugem. Daqui vejo vocês vivendo essa vidinha medíocre, olha você, doutor, tão jovem e preso neste consultório, envelhecendo com o problema dos outros. Vai cuidar da sua vida, se quiser ser feliz me liga depois, se bem que não quero médico na minha cola, vocês são chatos e se acham demais. Quero realizar meus sonhos, conhecer o mundo e comprar um apartamento novo, cheio de

quartos e com uma varanda enorme, na cobertura, chega de miséria e pobreza de espírito, aliás, chega dessa ladainha aqui, preciso ir embora, acho que meu voo é hoje, estou sem tempo para vocês, sabe como são os aeroportos, precisa chegar antes.

O curioso é que ela dizia algumas verdades no meio do turbilhão. Confesso que refleti sobre a parte que me coube no discurso acima. Confesso também que sinto um tiquinho de curiosidade de saber o que exatamente sente alguém nesse estado exaltado de humor, claro que por apenas cinco ou dez segundos. A mente se desmantela de dar dó. A mania é um estado bastante incapacitante que pode evoluir com franca psicose, com delírios e confusão mental. Antigamente, quadros clássicos de transtorno bipolar eram chamados de psicose maníaco-depressiva, dada essa natureza pouco lúcida de alguns quadros de mania. É muito importante notar que nem sempre o quadro é tão exuberante. Esse caso era grosseiro, por isso foi tão marcante e didático, até mesmo para mim. O quadro pode ser mais brando, com leve agitação, exaltação mais tênue do humor e irritabilidade. Chamamos o quadro mais leve de hipomania, e ele também pode ser espontâneo ou induzido por antidepressivos. É preciso ter atenção e cuidado.

O caso de Márcia ensina que devemos estar atentos para os dois polos do transtorno de humor. Ela apresentou depressões episódicas, mas no meio do caminho tinha uma mania, certamente induzida, mas franca, evidente e preocupante. O caso precisou ser conduzido com cautela e ajustes imediatos na prescrição, além de muito suporte familiar. Mas antes gostaria de frisar que não houve nenhuma falha ou erro do médico que a atendeu anteriormente, ele agiu com precisão diante de uma paciente no terceiro episódio depressivo, intenso e incapacitante; agiu com firmeza e boa técnica.

A ciclagem aconteceria com qualquer um, pois a paciente não tinha indícios de bipolaridade anterior ao medicamento.

Retirei o antidepressivo, prescrevi um medicamento que dá mais estabilidade de humor e o associei a um remédio da família dos antipsicóticos, para controlar a impulsividade e a grandiosidade de pensamentos. Fiz uma cartinha ao colega e reencaminhei a paciente para uma reavaliação mais precoce com ele também, a fim de alinhar as condutas. Os casos de bipolaridade são mais raros que as depressões isoladas ou sequenciais, unipolares, mas oferecem mais risco e complexidade como um todo, devendo sempre ser conduzidos por especialistas.

Márcia melhorou rápido, na nossa visão externa. Para ela, ainda um pouco agitada no retorno, parecia que tinha piorado um tiquinho, pois a sensação de bem-estar diminuíra. Sorte nossa e dela. Bem-estar demais é perigoso, a vida muito além da fronteira do prazer reativo e imediato só é possível com drogas ou em franca mania, não é sustentável nem saudável. A felicidade gratuita e espontânea é tão patológica quanto a tristeza desmedida e persistente. A saúde está no meio, no equilíbrio, no cérebro que passeia na corda bamba da vida e balança, congruente com o vento, mas não cai, pelo menos não por tempo demasiado ou sem razão aparente.

O caso passou a ser conduzido pelo colega psiquiatra, mas marcou bastante minha carreira de consultório. A polarização exaltada, vista assim diante dos olhos, é um fenômeno neurológico curioso, pois mostra que o prazer não está no mundo em que vivemos e nem na vida que levamos, mas dentro das redes neuroquímicas que regem nosso funcionamento mental. Basta o contexto interior mudar para que a chave de um bipolar se movimente da depressão avassaladora para a euforia catastrófica, passando, no meio disso, pelo tênue espectro que convencionamos chamar de normalidade. O mundo é parado, quem roda é a mente, e ela oscila entre duas formas de experimentá-lo dentro do mesmo corpo.

Imagino sempre se um dia verei as gêmeas novamente; fico pensando se algum dia as verei invertidas — a Andréia mais eufórica que a Márcia —, já que são clones perfeitos da natureza, monozigóticas, mesma placenta, contemporâneas, filhas de uma mesma criação, com a mesma profissão e até vizinhas de prédio. Fico remoendo a dúvida de que talvez a distimia da Andréia seja uma ciclotimia disfarçada, de que talvez um dia a euforia venha durante uma fase de insônia, de estresse ou mesmo no curso de um antidepressivo. Sabemos da natureza genética da tendência à ciclagem de humor. Não me lembro bem se alertei Andréia com clareza sobre essa possibilidade. Nunca fui médico dela, nunca mais tive notícias de uma nem de outra. Dormiremos com essa pulga atrás da orelha.

Discutindo o processo depressivo

Conhecemos aqui formas diversas de depressão, cada qual com seus mecanismos desencadeantes, com sua forma de instalação, seu capricho sintomático e contextual. Conhecemos um pouco da história do Marcos, do Gilberto, da Isabelle e da Márcia, todos brasileiros como nós, vulneráveis como nós. Cada um com sua idade, suas dores, seu ritmo e jeito de viver, unidos por uma variável. Estavam doentes, com doença de verdade, cerebral, orgânica e real. Tão real que perturbou sua biografia, mudou de maneira impressionante sua forma de viver, alterando o funcionamento

Os tipos de depressão

psíquico, físico, cognitivo, social e profissional. Todos estavam com depressão. Seja como Marcos, na sua forma clássica, melancólica, aguda e feroz; seja como Gilberto, na sua forma predominantemente cognitiva e indiferente; seja na arrastada e menos incapacitante distimia da Isabelle; seja na versão bipolar da Márcia. Todos sofriam de um mal expressivo e traiçoeiro. Em comum, havia o fio da tristeza patológica, o cérebro atordoado, impreciso, ineficaz e com pouca capacidade de reação. Acredite, não são dezenas, centenas nem milhares de pessoas em situação semelhante, são milhões pelo Brasil afora, centenas de milhões pelo mundo, uma grande multidão que precisa de diagnóstico, suporte e tratamento. Tem preto, branco, pardo, vermelho, rico, muito rico, pobre e miserável, tem criança, jovem, idoso. Depressão tem cara de ser humano, não respeita limite geográfico, nasce com motivo e sem motivo e causa um impacto devastador. Rouba dias produtivos e gera vultosos gastos diretos e indiretos em saúde.

Existe uma pirâmide cruel entre a manifestação clínica e o tratamento adequado. Na base da pirâmide temos essa multidão de pessoas adoecidas, com graus e tipos variados de depressão. Dessas, apenas uma parte (estimada pela OMS em cerca de 50%) recebe um diagnóstico. Dentre os que recebem o diagnóstico correto, apenas uma parcela recebe tratamento abrangente e adequado. Dos que recebem tratamento adequado, cerca de 80% responderão muito bem e apresentarão uma evolução favorável. Perceba como é lamentável essa situação; muitos pacientes são perdidos por falta de diagnóstico e de tratamento. Quando o paciente é adequadamente diagnosticado e tratado, a depressão torna-se um transtorno de prognóstico relativamente bom, favorável, configurando-se uma doença tratável e reversível na grande maioria dos casos. O processo tem muita perda no começo.

Depressão não é fraqueza

Os motivos da falta de diagnóstico são variados, mas passam pela falta de informação e algum despreparo da equipe de saúde no acolhimento e na abordagem dos pacientes. Algumas vezes, o paciente não percebe claramente que adentrou um quadro depressivo, ou não procura ajuda por vergonha ou um preconceito pessoal em relação à própria manifestação clínica. Outras vezes, a queixa se perde por falta de acesso à saúde, ou por acesso a consultas rápidas, focadas em sintomas pontuais e com pouca valorização do contexto neuropsiquiátrico. O preconceito e o despreparo orbitam vários níveis do atendimento. Não raro também o diagnóstico é feito, mas o tratamento é proposto com descuido, mantido com doses inadequadas, com tolerância excessiva a sintomas residuais, ou mantido de forma manca, sem o apoio psicoterápico, sem acesso à atividade esportiva e sem abordagem dos fatores contextuais perpetuadores da depressão.

A verdade é que uma doença como a depressão desafia qualquer sistema de saúde. Para melhorar o rendimento do tratamento e da prevenção é preciso elevar a cultura médica, desfazer preconceitos em saúde mental e criar um sistema rápido e eficiente de acolhimento. Não basta um exame de sangue ou uma vacina, é preciso consulta com tempo mínimo de quarenta minutos (o ideal seria uma hora), feita com olhar treinado e atento para as síndromes depressivas; o paciente precisa ter voz, liberdade e ser ouvido com empatia. Diante da suspeita de depressão, o profissional de saúde precisa enfrentar as queixas como se estivesse diante de qualquer outra doença, talvez com até mais cuidado e atenção, já que estamos falando de uma das formas mais mortais de adoecimento. Isso raramente acontece. Infelizmente, quando vista como doença, a depressão entra no rol das doenças menores; os pacientes são tidos como chatos, reclamões e sem doenças

Os tipos de depressão

"verdadeiras". Triste perversão da saúde, que evolui ainda capenga para a maior das insuficiências da humanidade, para a maior geradora de sintomas e complicações na medicina atual. Este livro é um grito de socorro, um pedido de protagonismo, um chamado para que a depressão saia do ponto cego e seja confrontada, como assunto de saúde pública, sério e contundente.

Precisamos garantir a extinção de muitos mitos populares:

- Depressão é doença! Nasce, cresce e perturba o cérebro como um todo, mudando o jeito de sentir, refletir e agir.
- É tão real e orgânica quanto uma diabetes ou um vitiligo.
- Não aparece em exames complementares, mas apresenta critérios claros que norteiam seu diagnóstico e seus diferenciais.
- É tratável, mas apenas se o portador a enxergar e a respeitar como se deve.
- Não é coisa só de mulher, nem só de jovem, nem coisa de rico desocupado. Aliás, bem lembrado! Depressão é até mais frequente entre os pobres e entre pessoas de baixa escolaridade. E esse grupo sofre duplamente, pois se perde mais na base da pirâmide, recebe menos diagnóstico e menos tratamento. Por isso a depressão é amplificadora de desigualdade social, alarga o abismo entre as classes.
- Depressão não é frescura, não é fraqueza e não se trata com um tanque de roupa suja para lavar. Aliás, um tanque de roupa tem tudo para piorar uma depressão instalada. Precisamos de informação, sensibilidade, empatia e humanidade, ou continuaremos perdendo de lavada.
- Depressão incapacita e mata mais do que muita doença inquestionável que temos por aí.

Espero que a esta altura você esteja convencido de que depressão é doença. Desculpe a insistência em alguns conceitos, mas preciso ser recorrente e firme (para não dizer repetitivo e chato) para dormir em paz com minha consciência. Posto isso, vamos seguir adiante.

PONTOS IMPORTANTES DESTE CAPÍTULO

- Existem várias formas de depressão.
- O diagnóstico é fruto de conhecimento e uma boa história clínica.
- É fundamental valorizar os sintomas e o impacto inequívoco na qualidade de vida.
- Existe depressão de intensidade leve, moderada e grave.
- A depressão pode ser aguda ou insidiosa.
- A depressão pode ser episódica ou crônica.
- Existem formas unipolares (mais comuns) e bipolares (menos comuns, mas muito importantes, pois repercutem no tipo de tratamento).
- Existem muitos pacientes ainda sem diagnóstico e tratamento adequado.

AS CAUSAS DA DEPRESSÃO

"Elimine as causas, que o efeito cessa."
Miguel de Cervantes

Adentramos a partir de agora um território ainda não completamente desvendado. A busca das causas da depressão é uma arte ainda em construção, tão difícil quanto necessária, pois a proximidade da causa básica pode albergar o segredo da cura e da profilaxia. Sabemos muito dos efeitos, da expressão clínica, da agressão, mas sabemos bem menos dos reais e profundos determinantes individuais. Muitas dúvidas ainda pairam sobre o real motivo que leva uma pessoa a adoecer em determinada fase ou situação, enquanto outros passam imunes por condições parecidas e até piores, respondendo com tristeza, mas sem depressão. Muito do conhecimento sobre a relação de causa e efeito em depressão vem de estudos epidemiológicos, que visam apontar os fatores de risco, ou seja, as características que elevam a probabilidade de alguém entrar um dia em depressão; diante disso, estudam-se outros critérios interessantes de causalidade, buscando-se a cadeia de eventos que culmina na apresentação da doença. A medicina que estuda as causas de uma doença é uma medicina vibrante, mutável e fascinante. Pois não basta dizer que um fator A está associado ao fator B, é mais complicado que isso. É preciso demonstrar que o fator A leva efetivamente ao fator B, que evitando ou minimizando o fator A, minimiza-se o risco de B. É preciso haver plausibilidade biológica, é necessário que tal associação tenha sentido e coerência, que o nexo seja presente e recorrente em diversos tipos de estudos (inclusive experimentais, não apenas observacionais), enfim, existem inúmeros critérios científicos de causalidade. Sei que este é um assunto técnico, mas gostaria de discuti-lo de forma breve e geral. Chamamos esses critérios de causalidade de critérios de Hill, em homenagem a Sir Austin Bradford Hill, estatístico e epidemiologista inglês (falecido em 1991), que os categorizou com mais assertividade. Convido você, que tem interesse de saber mais sobre os critérios que definem a probabilidade de causalidade em saúde e medicina a conhecer e refletir acerca do trabalho desse importante nome no estudo do processo de causa e efeito em saúde.

Isso é fundamental para entendermos este capítulo. Não é porque algo tem associação e relação temporal (aconteceu junto ou antecedeu) com outra coisa que existe causalidade (causa e efeito) entre eles. Digo isso porque frequentemente escuto pessoas dizendo que alguém desenvolveu depressão porque passou por muito estresse, ou porque teve determinada perda, ou mesmo que a depressão foi causada pelo parto, ou pela menopausa, entre outras causas suspeitas. Nesses casos, o evento ou a fase não foram a causa básica da depressão, mas sim o gatilho, o determinante temporal da descompensação. Existia uma provável tendência, biológica, inata ou adquirida durante a vida, que também cooperou de forma importante para a ocorrência da depressão. Eventos negativos exacerbam tendências pessoais; a perda não causa depressão, apenas faz aflorar a falta de ferramentas psíquicas para lidar com determinada dor ou contexto. O pensamento simplista que visa determinar uma causa única menospreza a complexidade biológica da depressão. Tem uma frase em medicina de que eu gosto particularmente: "Doenças complexas têm causas complexas". É um aforismo que respeita o emaranhado causal e evita que acreditemos em explicações simplistas e lacunares.

A depressão surge de um mosaico de causas, e não de uma ocorrência isolada. Há um conjunto de ocorrências que confluem para a manifestação da doença: genética, história de vida, ritmo de vida e gatilhos pontuais. Além disso, cada caso é único e particular, as variáveis se relacionam de forma peculiar e diferente paciente a paciente, tornando a identificação da causa algo bastante personalizado. Em determinado paciente o fator genético pode ser mais forte; em outro, algum fator hormonal ou uma ocorrência mais dramática é determinante. O mosaico é dinâmico, sendo que suas partes impactam de forma específica em cada caso.

A depressão não é causada por um sofrimento determinado, e esse é um conceito central em neuropsiquiatria. Vamos às evidências:

- Muitas pessoas passam por fases de sofrimento, perdas, oscilações hormonais, adaptações de vida e estresse crônico sem que necessariamente desenvolvam depressão. Algumas reagem com adaptação, tristeza ou mesmo outros transtornos diferentes da depressão. Isso significa que existe uma vulnerabilidade pessoal, uma tendência silenciosa a apresentar esse tipo de transtorno. Acreditamos que ela esteja relacionada a

uma genética peculiar e ao desenvolvimento de ferramentas psíquicas determinadas pelo histórico e pelos hábitos de vida.
- A depressão vai além do sofrimento que supostamente lhe deu origem. É importante notar que o episódio depressivo muitas vezes transcende seu desencadeante ambiental, tanto em duração como em profundidade dos sintomas. Essa, aliás, é a própria definição da doença. Algo que gera um sofrimento profundo, desmedido, não reativo, que persiste por mais de catorze dias, atrapalhando a extração de prazer, mesmo em vivências não relacionadas ao sofrimento inicial. Isso aponta para um processo biológico com vida própria, que pode até ser detonado pelo gatilho ambiental, mas não é por ele determinado, nem em duração, nem em intensidade. O evento se vai, a depressão fica, perpetuada, persistente, por vezes se aprofundando a despeito da resolução da ocorrência inicial.
- Algumas pessoas entram em depressão sem qualquer gatilho aparente. Essa é outra evidência robusta de que o buraco é mais embaixo, de que a depressão não é uma simples forma de reação à dor, mas sim uma ocorrência patológica com razões biológicas intensas e por vezes suficientes para determinar a patologia. Existem muitos casos em que a depressão surge do nada, em que o gatilho é desconhecido, fraco ou irrelevante, sendo improvável um determinante contextual forte. Essas formas são mais genéticas, biológicas, ou decorrentes de gatilhos menos evidentes, não relacionados a eventos de vida.
- Pessoas com quadro recorrente de depressão podem apresentar gatilhos diversos e variados, tais como estresse crônico ou agudo, eventos sazonais (como invernos mais rigorosos), presença de patologias clínicas ou uso de alguma substância, frustrações

As causas da depressão

ou perdas, entre outros. Perceba que, em um mesmo caso, os gatilhos podem variar em tipo e intensidade, o que demonstra que a doença não ocorre apenas pelo gatilho em si, mas que é fruto de uma vulnerabilidade anterior ao episódio, que perdura mesmo após a sua reversão. Por isso devemos sempre manter uma boa vigilância de pacientes que apresentaram episódios depressivos anteriores. O risco de recorrência é maior a cada novo episódio. Estima-se que após o primeiro episódio o risco de recorrência seja de 50%; após o segundo episódio, de 70%; após o terceiro episódio, de 90%.

Diante disso, é fundamental refletirmos sobre os determinantes da depressão, buscando ampliar nossa mente para o processo causal, entendendo-o como uma integração de vulnerabilidade pessoal com fatores biográficos, culturais, hormonais, entre outros. Dizer de forma simplificada que a depressão foi fruto de um sofrimento específico pontual é negar sua própria natureza biológica, é novamente confundi-la com tristeza, é jogar fora um conjunto robusto de evidências que mostram que a depressão é fruto de um desequilíbrio neuroquímico, intensificado e precipitado por um eventual estressor, causado e determinado mais por fatores cerebrais — compreendidos em parte, mas ainda não em sua plenitude.

Julgo essencial essa nossa reflexão, caso contrário corremos o risco de achar que para evitar a depressão devemos evitar o sofrimento. Isso é impossível, viver é sofrer e reagir, para sofrer de novo. A dor e a perda são apenas a casca de banana na trilha da nossa existência. Nós caímos, na verdade, porque existe uma força gravitacional, porque estávamos distraídos (e não vimos a casca), porque nosso equilíbrio não deu conta de nos sustentar, etc. Acredite: tem gente que cai sozinha e não se levanta fácil, não.

Evitar a depressão é muito mais que evitar o sofrimento, é desenvolver ferramentas e habilidades para lidar com as perdas e frustrações na medida certa, sem permitir que o cérebro entre em uma espiral descendente. Não conseguimos fugir do estresse demasiado, tampouco conseguimos deixar de passar por fases de mudanças de vida e readequações hormonais. Enfrentaremos perdas, enterraremos nossos mortos, sofreremos por coisas que fizemos e deixamos de fazer, enfim, a vida sempre nos trará surpresas indigestas e desagradáveis, e devemos ficar tristes, não depressivos.

Até porque a depressão clínica não é uma boa ferramenta de enfrentamento. Diante de dificuldade, de necessidade de sermos fortes e encararmos os problemas com resignação e resiliência, a depressão tira nossa força, amplifica o sofrimento — que em parte pode ser real —, tira nossa autoestima e limita nossa cognição na busca de estratégias e soluções. A presença da depressão agrava a situação. Por isso ela não é resposta normal nem com nexo causal à dor, é doença desencadeada que se instala em uma janela de oportunidade, dentro de um espectro mais amplo de tendência e vulnerabilidade.

Entendendo as causas da depressão

Gosto de uma teoria que aborda o processo de adoecimento conhecida como Modelo 3P, apresentado por Arthur J. Spielman e colaboradores na década de 1990 para discutir os eventos causais da insônia. Considero esse modelinho de raciocínio bem simples e intuitivo, válido para muitas patologias nas quais existe integração e coalizão evidente de fatores causais, como na depressão. Apresentei uma análise desse modelo no contexto dos transtornos ansiosos no livro *O cérebro ansioso*.

O Modelo 3P tem um conceito central precioso: a causa não é um evento, mas sim um processo. Um processo sequencial no qual uma tendência ou predisposição apresenta uma descompensação e depois é mantida, ou perpetuada, por tempo superior ao desencadeante. Assim, há basicamente três momentos relevantes: uma predisposição (tendência), uma precipitação (gatilho) e uma perpetuação (manutenção dos sintomas).

Esse modelo ajuda na organização do pensamento direcionado à causa da depressão, ajuda a ampliar a visão e a agir de forma mais abrangente no tratamento, pois a caça às causas abre as janelas da abordagem individual, como podemos deduzir da inspiradora frase de Cervantes: "Aja nas causas que o efeito cessa". Quem não se esforça para determinar a causalidade específica de cada caso vai sempre derrapar no controle dos sintomas, contentando-se com a ponta do *iceberg*.

Ótimo, mas não fácil. Com relação à depressão há ainda algumas causas obscuras, casos sem gatilhos evidentes e um probleminha que preciso contar para vocês: algumas das causas são fatores não modificáveis. Esses pontos de dificuldade explicam por que temos no centro desta discussão uma doença mundial, disseminada, que persegue o ser humano por séculos, aonde quer que ele vá, seja qual for sua fé, sua cultura, sua raça e seu modo de tocar a vida. Temos predisposições arraigadas em nosso DNA, grudadas no núcleo de nossa célula, temos gatilhos e desencadeantes inevitáveis, perpetuadores de sintomas que nos seguem de forma implacável, disfarçados, insistentes; não é fácil percebê-los e evitá-los.

Não digo isso para desanimar, mas para refletirmos. Diante de vários fatores causais da depressão, alguns são modificáveis e outros não, esse é o jogo. Cabe a nós reconhecer todos os fatores possíveis, respeitar e administrar aqueles que não conseguimos transformar e mudar aquilo que podemos alterar, em prol de uma vida mais saudável e mais protegida da depressão.

Voltando à discussão do modelinho dos três Ps:

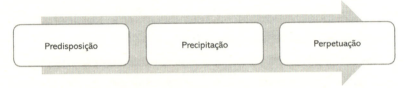

Modelo 3P aplicado à depressão

Predisposição

Eis aqui um tópico muito importante para entendermos a depressão como um processo, não um evento. Carregamos uma tendência, um risco, uma vulnerabilidade maior ou menor em adoecer de depressão. O primeiro fator de vulnerabilidade é o simples e inquestionável fato de sermos humanos. Somos mamíferos complexos, de cérebro grande e ativo, refletimos, projetamos, questionamos, tomamos partido e condutas. A depressão ocorre na nossa espécie em todas as idades, em ambos os sexos e em todos os contextos possíveis, da mais miserável das existências à mais protegida das realidades. A complexidade emocional e cognitiva tem seu preço. Se você acha que está imune por não estar no grupo de risco para depressão, saiba que você é um prato cheio para ela. Não existe grupo de risco fechado, existe apenas contexto de maior e menor probabilidade. Por isso, revisitar frequentemente os porões de sua mente e rastrear seus companheiros de vida são tarefas recomendadas. Você verá, de tempos em tempos, que a depressão vai dar um oi, muitas vezes fora do seu padrão habitual, muito além do estereótipo de doença de mulher jovem, acredite. Isso posto, podemos definir algumas situações de maior vulnerabilidade, fatores de risco que predispõem subgrupos à doença. Sabemos, por exemplo, que existem aspectos genéticos, aspectos relacionados ao sexo biológico, à idade, à classe social, ao nível de escolaridade, à história pregressa de vida, etc.

Fator genético

Quando pensamos em vulnerabilidade individual, logo nos vem à mente a genética e a hereditariedade. Quando pensamos em risco de adoecer, esse fator pode ter peso importante a depender da natureza da doença. A síndrome de Down, por exemplo, é uma doença de causa 100% genética. Para apresentá-la, o indivíduo precisa ter uma característica específica no DNA (a trissomia do cromossomo 21 e suas variantes). No caso de infecção por um vírus, como o HIV, por exemplo, há um polo bem diferente. Aqui a genética tem um peso muito menor, sendo o ambiente mais determinante, pois é preciso ter havido contato com o agente para que se desenvolva determinada infecção. Em um caso temos um potente fator genético; no outro, um potente fator ambiental.

No caso da depressão acontece algo intermediário. Carregamos, sim, uma tendência genética que eleva ou atenua nosso risco de adoecer durante a vida, mas os eventos emocionais e a presença de determinados gatilhos se juntam a essa genética de modo a desembocar nessa manifestação clínica. Há, portanto, uma mescla de fatores: genéticos, biológicos, internos e ambientais. A relação entre genética e ambiente varia, havendo casos em que um componente é mais forte e outros em que outro componente é mais preponderante.

Nosso perfil genético é definido basicamente pela associação do código genético de nossos pais, que por sua vez foi fruto da associação do código genético de nossos avós, e assim por diante. Para estudar esse aspecto é fundamental estimar a taxa familiar de recorrência dos transtornos depressivos, para saber se a depressão ocorre preferencialmente em algumas famílias ou não, assim como acontece com outras características, como cor dos olhos, tipo de cabelo, cor da pele, altura, etc.

Recorrência familiar

Dizem que "O fruto não cai longe da árvore", uma derivação poética do famoso "Filho de peixe, peixinho é!", outro adágio que denota nossa impressão de que existe uma tendência familiar a apresentar características e comportamentos semelhantes aos dos familiares. Isso é verdade também para a depressão. O risco pessoal de adoecer é aumentado em familiares de pessoas que desenvolveram depressão. Esse risco é mais forte e mais intenso a depender do número de familiares acometidos e do grau de proximidade genética, sendo maior entre parentes de primeiro grau. Essa percepção é vista na prática clínica há muitos anos e descrita por muitos autores em muitos estudos epidemiológicos da depressão.

Esse aumento do risco de adoecer de depressão sugere uma vulnerabilidade familiar, provavelmente genética e transmitida de geração em geração. Mas não podemos menosprezar outras variáveis nessa matemática, como o tipo de criação e o convívio familiar (já que família geralmente vive junto e desenvolve hábitos semelhantes). Por isso é fundamental ir além, estudando a intensidade dessa tendência genética, o peso do fator de criação e convívio (estudando gêmeos e adoção, conforme debateremos abaixo) e buscando os genes que possam explicar o risco aumentado para a depressão. Não basta enxergar que o familiar de alguém com depressão tem um risco maior, é preciso tentar separar o joio do trigo, pesar quanto desse risco veio no DNA e quanto é fruto do ambiente semelhante. Por isso, vamos discutir brevemente quatro aspectos: a intensidade da recorrência familiar, o estudo de gêmeos, os estudos de adoção e os genes envolvidos na depressão. A ideia é dar uma visão geral, compreensível ao leigo, sem adentrar as minúcias complicadas da ciência e sem ficar massacrando o leitor com dados estatísticos e citações detalhadas de artigos. Ao final do livro deixarei algumas recomendações de leitura para quem quiser prosseguir no tema, eventualmente em outros níveis de complexidade.

Sabemos que a presença de histórico familiar para depressão eleva o risco de forma consistente, tanto para os quadros de depressão unipolar (episódio depressivo) como para as formas bipolares (quadros depressivos e de mania/hipomania). Nas formas bipolares o risco de recorrência genética é maior, sendo o impacto dos genes mais determinante e intenso. O risco de uma pessoa qualquer desenvolver depressão (forma unipolar) está entre 5% e 10% durante a vida, sendo o risco de desenvolver transtorno bipolar algo em torno de 1%. Quando a doença já existe na família, o risco é cerca de três vezes maior para a depressão unipolar e seis vezes maior para a depressão bipolar. É importante frisar que existem muitos casos que ocorrem sem história familiar, mas ter um ou mais parentes acometidos pela doença eleva o risco de alguém entrar em um processo depressivo, o que demonstra uma vulnerabilidade inata e cerebral. A tendência genética observada na depressão é vista também em inúmeras outras doenças, como ansiedade, enxaqueca, hipertensão, diabetes, problemas cardíacos, doenças reumatológicas, câncer, insônia, autismo e déficit de atenção, entre milhares de outros transtornos. A grande maioria das patologias humanas figura no grupo marcado por tendência genética associada a fatores ambientais como histórico e hábitos de vida. Por isso, não é nada surpreendente que a depressão também se comporte assim. Faz todo o sentido, na verdade.

Estudo de gêmeos

Esse tipo complicado de estudo epidemiológico é muito importante para determinar quanto uma doença depende da genética e quanto ela é influenciada pelo ambiente. Estudam-se dois tipos de gêmeos: os idênticos (monozigóticos) e os não idênticos (dizigóticos, ou fraternos). Os idênticos têm sempre o mesmo sexo e o mesmo código genético, são como clones naturais, criados na mesma época e mais ou menos no mesmo contexto ambiental. Os gêmeos fraternos são como irmãos "normais", partilham cerca de 50% do código genético, mas têm a peculiaridade de terem partilhado a mesma gestação e de terem sido criados na mesma época, apresentando também, mais ou menos, o mesmo contexto ambiental. Olhem que situação curiosa! De um lado temos pessoas com o mesmo código genético e mesmo ambiente de criação, e de outro pessoas com 50% do código genético e mesmo ambiente de criação. Verificou-se que, quando um dos gêmeos apresentava depressão, a chance do outro também apresentá-la em algum momento era nitidamente maior no grupo dos gêmeos idênticos do que no grupo dos não idênticos. Ou seja, a taxa de semelhança de diagnóstico tinha um evidente e inequívoco componente genético. Esses estudos são difíceis e exigem banco de dados amplos e muito bem-feitos, pois são necessários muitos gêmeos para que se possa segmentar os acometidos e estudar sua distribuição estatística. Os principais estudos na área são de países europeus. A taxa de similaridade de depressão entre os gêmeos idênticos é cerca de duas vezes maior que a taxa entre os não idênticos, o que reforça a hipótese de que a depressão tem uma base genética relevante, mas não determinante, dependendo também de fatores ambientais.

Estudo de adoções
Outro tipo de estudo interessante para avaliar se algo é mais genético ou ambiental é o estudo de adoção. Uma criança adotada carrega o código genético dos seus pais biológicos, mas é criada no ambiente dos seus pais adotivos. Será que ela terá mais similaridade, no quesito tendência à depressão, aos pais biológicos ou adotivos? Acerta quem imagina que ela terá mais tendência à depressão de acordo com a ocorrência do quadro nos pais biológicos. É claro que tudo depende também de fatores como a idade de adoção, o tempo passado com cada família, etc. Mas, em estudos bem desenhados, existem evidências de que o componente genético é relevante e real.

Estudo dos genes envolvidos
Vivemos na era da genética. Muito conhecimento tem sido apresentado com base em estudos do nosso DNA, com identificação de genes específicos que codificam proteínas importantes para entender os fatores predisponentes a uma série de doenças, físicas e neuropsiquiátricas.

A genética envolvida na depressão é complexa e provavelmente determinada por diversos genes de predisposição. Não se trata, portanto, de uma herança básica e simples, como aquela que a gente aprende na escola estudando Mendel e suas ervilhas. Neste caso, a herança é poligênica (vários genes), ou seja, a pessoa herda não uma doença definida, mas sim uma vulnerabilidade que pode ser ou não concretizada, a depender do estilo de vida e das circunstâncias. Por essa razão o risco não é descrito nos moldes da genética básica, aquela que aponta um risco de 100%, 50%, 25%, e assim por diante. Isso só vale para heranças mais determinantes da característica estudada e na ação de um gene específico. Na depressão há um conjunto de genes que leva a uma tendência variável, mas que explica (pelo menos em parte) por que, diante de determinada vivência ou histórico, uma pessoa desenvolve uma síndrome depressiva e outra não.

Outra questão muito importante é o perfil genético individual que leva uma pessoa a responder melhor a um tratamento ou a outro. Nesse caso, a genética está a serviço da terapêutica, sendo usada para determinar a escolha de um medicamento (farmacogenética) ou determinada ação psicoterápica. Esse ramo é ainda incipiente e vem sendo utilizado em casos selecionados, mas o campo é bastante fértil, pois traria impacto direto na individualização do tratamento, tornando-o o mais personalizado possível. O tempo mostrará se esse caminho terá repercussões práticas e acessíveis.

Reflexão sobre a genética e a depressão
Após a discussão acima é fundamental que fiquem claras algumas considerações:

As causas da depressão

- A depressão tem várias causas que se articulam. Existem predisposições e gatilhos que se associam e culminam no evento clínico.
- A genética faz parte dos fatores causais, contribuindo para a tendência de alguém ter depressão.
- Quem tem histórico familiar de depressão tem risco maior de desenvolvê-la.
- Estudos de gêmeos e adoções demonstram que o risco familiar maior é devido à genética, não apenas ao convívio e à forma de criação (apesar de isso também ter impacto).
- A herança envolvida na depressão envolve vários genes (ainda não completamente identificados), sendo que nenhum gene isolado é capaz de determinar a doença.
- Vários genes suspeitos têm sido identificados, tanto com relação ao risco de depressão como em relação à resposta ao tratamento (farmacogenética).

O conhecimento do fator genético em depressão é muito importante para entender a patologia como uma doença cerebral orgânica. Não se trata apenas de uma resposta inadequada a um gatilho. Os genes envolvidos nessa predisposição provavelmente são expressos no cérebro e envolvidos com a função de receptores e transmissores que fazem a comunicação entre os neurônios, principalmente nas vias da serotonina, da noradrenalina e da dopamina, justamente os sítios de ação dos principais medicamentos antidepressivos.

Dizer que algo tem base genética pode dar um certo desânimo, no sentido de esse ser um fator não modificável. Pois é claro que não dá para nascer de novo. Nosso código genético é estável, e não conseguimos (ainda) modificá-lo durante a vida. Mas não vejo sob esse prisma. A base genética nos ajuda a respeitar nossas vulnerabilidades, criando medidas preventivas, hábitos e comportamentos emocionalmente mais saudáveis, propiciando controle desse nosso calcanhar de Aquiles. Saber que algo tem uma base genética também traz redução do preconceito, tanto por parte da população como de nós mesmos. Esse conhecimento equipara a depressão a grande parte das doenças clínicas e neurológicas, que também apresentam tal comportamento, tirando o aspecto de algo meramente "psicológico" ou de fraqueza de enfrentamento. É um conhecimento que dá robustez às teorias mais biológicas. Olhar para as ocorrências de saúde na sua família é medida fundamental para qualquer pessoa, não como uma cruz a ser carregada, mas como uma possível zona de atuação preventiva, percepção precoce e enfrentamento rápido e frontal no caso de ocorrência. Não somos, de forma alguma, escravos dos nossos genes.

O impacto do sexo biológico na depressão

Ainda no tópico de fatores de predisposição individual, gostaria de discutir brevemente a questão do sexo biológico como fator de risco para a depressão. É bem descrito e consistente o fato de mulheres apresentarem mais diagnóstico de depressão que homens — cerca de duas a três vezes mais. Acredita-se que isso decorra de vários fatores independentes mas complementares, a saber: questões hormonais, questões culturais, ritmo de vida, comorbidades (doenças que acometem mais mulheres e aumentam o risco de depressão), genética, etc. Ainda assim, existe uma provável superestimativa dessa discrepância entre homens e mulheres, uma vez que elas acabam recebendo mais diagnósticos porque vão mais ao médico e porque verbalizam com mais naturalidade seus sentimentos e emoções, algo também cultural. Muitos homens não são diagnosticados devido ao próprio preconceito e à inabilidade em demonstrar eventuais sofrimentos psíquicos. Eles tendem a manter a postura aprendida de serem fortes acima de tudo, e então desmoronam calados, sem diagnóstico ou tratamento. Mas felizmente isso tem mudado, cada vez recebo mais homens com plena ciência e percepção de seu processo depressivo e da necessidade de ajuda. Vejo o futuro, nesse ponto, com otimismo.

Mas, voltando um pouco à questão central deste tópico, acredito fortemente no impacto hormonal na manifestação depressiva, decorrente da oscilação apresentada pelas mulheres no seu período fértil, entre a primeira e a última menstruação, assim como os estados hormonais peculiares do sexo feminino, como a gravidez, o pós-parto e a menopausa, o uso eventual de hormônio externo, etc. O cérebro tem receptores de estrógeno em diversas regiões, inclusive no sistema límbico (emocional). Existem evidências importantes que levam a crer que a oscilação desse hormônio tenha impacto na *performance* emocional da mulher. Por exemplo, sabemos que existe uma tendência maior à irritabilidade e à instabilidade emocional na fase que antecede a menstruação, a famosa TPM (tensão pré-menstrual). É claro que existe uma ampla variabilidade clínica de mulher para mulher, mas algumas apresentam evidente e inequívoca alteração emocional, que pode lembrar fortemente episódios depressivos ou ansiosos, por um curto espaço de tempo. Também sabemos que a fase de gravidez e de pós-parto trazem vulnerabilidade adicional à depressão, assim como quadros menos intensos, mas com forte apresentação emocional. Destaco também a insuficiência ovariana que ocorre por volta dos 50 anos, a menopausa. Nessa fase também existe um risco maior de depressão e instabilidade emocional, com crises de choro, irritação e outros sintomas dessa natureza. A oscilação estrogênica (hormônio feminino) pode precipitar sintomas ou mesmo um transtorno depressivo em mulheres com predisposição, e isso pode explicar, ao menos em parte, os números mais expressivos da doença nesse grupo.

Outro ponto de reflexão é o ritmo de vida e os papéis sociais da mulher. Muitas dão conta de jornadas duplas ou triplas, seguem uma cartilha social do que se espera delas e são julgadas e criticadas por aspectos enraizados em uma sociedade machista, retrógrada e conservadora. A mulher precisa ser boa esposa, mãe exemplar, trabalhar fora, estudar, manter-se bela, cuidar da casa, seguir os bons costumes, e blá-blá-blá. É claro que isso varia muito de cultura para cultura, mas ainda vemos muitos deveres e poucos direitos de modo geral, o que gera frustrações e eleva o risco de polarizações depressivas. Vejo nesse ponto também uma tendência positiva, com a evolução cultural das novas gerações e os movimentos feministas ganhando voz e minimizando essa forma díspar de interpretar o papel de cada sexo.

As mulheres também são acometidas por transtornos que eventualmente podem se associar à depressão, como a fibromialgia, a insônia, as dores crônicas, os problemas reumatológicos, o câncer de mama, entre outros. Essa diferença clínica também pode fazer pender a ocorrência de depressão um pouco mais para o sexo feminino. Perceba que a maior incidência de depressão em mulheres tem vários determinantes, que podem inclusive se associar. Essa diferença é mais evidente durante a idade reprodutiva,

As causas da depressão

sendo menor na infância, e também é mais proeminente nas depressões unipolares, sendo os números mais equilibrados quando falamos de depressões no contexto bipolar.

Mas, como disse muitas vezes neste livro, a depressão é uma doença democrática e pode acometer qualquer um. Se imaginarmos que cerca de um terço dos pacientes é do sexo masculino, isso quer dizer que estamos falando de nada menos que 100 milhões de homens acometidos, uma multidão maior que a população da maioria dos países do mundo. Então, vamos com calma na interpretação. É um transtorno mais frequente em mulheres, mas é muito, mas muito frequente em homens também. Eles perdem na avaliação relativa, mas os números absolutos são suntuosos. Por isso essa conversa de que depressão é coisa de mulher é na verdade coisa de desinformados, sendo em si um conceito duplamente preconceituoso, pois é machista e menospreza o transtorno depressivo. Prefiro manter o conceito que depressão é coisa de mamífero superior, principalmente do *Homo sapiens*. Quem tem cérebro pode ter depressão. A ideia de que depressão é coisa de mulher carrega em si um conceito de fraqueza, de sexo frágil e de depressão como marca dessa fragilidade. Quanta besteira junta! Nem o sexo feminino é frágil, aliás; as mulheres têm expectativa de vida consistentemente maior que a dos homens. E a depressão não tem nada a ver com fraqueza. Ela é uma condição clínica, multifatorial, que costuma marcar histórias de enfrentamento e superação. Ela não está dentro do espectro voluntário, sob o domínio de seu portador. É uma âncora automática, mais forte que a força de qualquer fortaleza aparente, já dobrou os joelhos de muito machão por aí. E o fará mais centenas de milhares de vezes, ainda mais se menosprezada.

A relação entre depressão e idade

Transtornos depressivos podem ocorrer praticamente em qualquer idade. Não há descrição de tal síndrome em crianças muito pequenas, abaixo dos 3 anos de idade, dada a evidente dificuldade de análise do comportamento nessa fase de franca dependência e pouca capacidade de verbalização, mas, dos 3 anos até o último suspiro de vida uma pessoa pode adentrar um quadro depressivo, inclusive pela primeira vez. Porém, a faixa etária de maior incidência (ocorrência) é a adolescência e o início da idade adulta, dos 15 aos 25 anos.

Depressão na infância

Na infância, estima-se que de 3% a 5% das pessoas desenvolvam algum transtorno depressivo. São números menores que na idade adulta, mas ainda assim alarmantes. A depressão na infância tende a se manifestar próximo da adolescência, mas existem casos em tenra idade, com forte componente biológico (genético) ou em situações de vida muito desfavoráveis (fator ambiental forte). Entre as crianças existem várias peculiaridades na apresentação clínica e nos gatilhos da depressão, sendo um quadro por vezes mais difícil de perceber — daí o grande risco de falta de diagnóstico. Isso ocorre porque muita gente nem sequer sabe que criança pode ter depressão, o que dificulta a visualização dessa possibilidade clínica. E essa situação deriva do senso comum de que a depressão ocorre por estresse ou problemas na vida, e como a criança vive em ambiente mais protegido e sem muitos estressores, ela seria imune à doença. Já sabemos que não é bem por aí, que esse conceito embute uma dupla inverdade. Tanto a depressão tem determinantes outros além do estresse como a criança também tem problemas, diferentes dos adultos, mas também os apresenta. Crescer e amadurecer não é fácil, menos ainda em sociedade. Outro problema no diagnóstico é a apresentação peculiar da depressão na infância. Temos em mente que na depressão a pessoa reclama de tristeza, perda de prazer, melancolia, negativismo, desesperança e tal. Mas na criança a forma de apresentar os sintomas é diferente, elas não verbalizam os dilemas emocionais dessa forma, elas apresentam predominantemente alterações no comportamento e sintomas mais físicos ou de baixo rendimento. Por isso é fundamental prestar atenção. A depressão infantil se expressa com irritabilidade, isolamento, dificuldade escolar, agressividade, desinteresse por brincadeiras e pela escola, baixo apetite, entre outros sintomas físicos e comportamentais. A tristeza está lá, claro, assim como a falta de prazer, mas geralmente não é o carro-chefe, não é verbalizada de forma tão clara, é sentida e repercute no desempenho escolar, familiar e social. A criança fica estranha, diferente, por vezes mais arredia, mais apática, desapega-se das atividades que outrora fazia com entusiasmo e desenvoltura, queixa-se de dores, dorme mal, não quer ir para a escola. Note que aparece mais a consequência do que a causa emocional, por isso muita gente se confunde. Se pais e familiares não estiverem atentos, o quadro pode passar como uma fase de adaptação, tendência moderna ao isolamento, excentricidade, ou "coisa de jovem". Filhos não vêm com cartilha nem manual de instrução. Sempre que estiver diante de uma alteração importante e persistente do comportamento de uma criança ou adolescente, procure se aproximar e tentar traduzir a motivação emocional. Na dúvida, consulte um psicólogo infantil ou mesmo um psiquiatra infantil. Se tudo estiver bem, mal nenhum fará essa avaliação cuidadosa e profissional.

Alguns estressores podem funcionar como gatilhos da depressão na infância e no início da adolescência, como: separação dos pais, mudança de cidade, problemas de relacionamento na escola (incluindo *bullying*), violência doméstica, assédio moral ou sexual, ambiente emocionalmente inóspito, alcoolismo na família, desilusões amorosas, problemas de saúde, deformidade física, entre outros. O caso é de expressão peculiar e com uma miríade própria de causas e consequências. É fundamental um tratamento articulado para tentar reverter o fator biológico, mas também é importante abordar os fatores psicológicos e sociais, uma vez que a criança é uma esponja do seu ambiente, e traduz em sintomas os fatores estressantes agudos ou crônicos que a rodeiam.

Depressão na adolescência

Há um aumento claro da incidência de depressão na adolescência, algo muito debatido atualmente, inclusive da complicação mais temida da doença, que é o suicídio. O número de suicídios entre adolescentes é crescente e alarmante, pois nessa fase os fenômenos depressivos se misturam à impulsividade típica da idade.

O adolescente passa por profundas mudanças físicas, psíquicas e sociais: a delimitação da personalidade adulta, o aumento da autonomia, o desabrochar da sexualidade, a necessidade de confrontação com a realidade vigente, a necessidade de aceitação do grupo, as oscilações hormonais. Há um turbilhão de acontecimentos necessários para o desenvolvimento da maturidade e da identidade. Toda mudança tem seu preço, e a adolescência é a etapa relativamente prolongada em que o mundo infantil e o mundo adulto coexistem. O adolescente passa por conflitos e lutos, com a destruição de suas ilhas mais imaturas e dependentes para dar espaço a uma nova estrutura cognitiva e emocional, mais complexa, mais autêntica, algo que ele possa chamar de seu. Isso não acontece com o estalar dos dedos. São feitos testes, existe medo, culpa, frustração, sensação de estar sem rumo, conflito de gerações e expectativas por todo lado. E tudo isso pode causar depressão? Em pessoas predispostas, sim. Se é possível ficar deprimido até sem qualquer causa aparente, imagine durante o período de maior transformação da vida de um ser humano.

São anos e anos de um processo dinâmico e intenso, no qual o adolescente precisa bancar suas opiniões, delimitar seus desejos, estabelecer sua privacidade e definir importantes posições sobre aspectos polêmicos da vida, tudo isso sem ter ainda independência financeira, sem ter experiência e vivência suficientes e por vezes sendo apresentado a versões enviesadas da realidade. É claro que adolescer não é doença, é um processo pelo qual todos nós passamos e que faz parte do jogo, mas também é notório o grau de vulnerabilidade para uma doença com os moldes da depressão durante esse período.

A depressão encontra na adolescência um terreno fértil, pois existem dilemas intensos e viscerais, perdas, angústia e por vezes sensação de estranheza, de ser um peixe fora d'água, uma personalidade que não se enquadra na sociedade nem no próprio corpo que a alberga. Transtornos depressivos encontram na adolescência adubo, condições favoráveis para sua instalação e crescimento. Sob o prisma da mente mais jovem, o conflito psíquico ganha cores intensas, existe mais ansiedade e fenômenos impulsivos, que por vezes culminam na sensação de conflitos insolúveis, com desapego à vida e comportamento autodestrutivo.

Existem muitos outros aspectos peculiares à adolescência, como a influência psíquica das redes sociais e o contato com aliciadores de "jogos" que estimulam automutilações e comportamentos suicidas (como o famoso e criminoso caso da Baleia Azul, uma série de desafios progressivos que culminava em sugestão/indução de comportamento suicida).

A maior dificuldade no diagnóstico do adolescente é estabelecer o limite da normalidade; para pais, amigos e familiares nem sempre fica claro se as alterações são típicas de um adolescente normal ou se são evidência de um processo patológico. É muito difícil passar pela adolescência sem fases de introspecção, sem bater portas, sem manifestar ansiedade e alguma agressividade em confronto com pais e com situações peculiares. Enfim, o processo normal de transição comporta algumas atitudes e emoções que por vezes se confundem com depressão, comportamento opositor e ansiedade patológica. O mesmo medo que se tem de perder o diagnóstico também é sentido com relação a receber um diagnóstico equivocado, feito diante de uma adolescência normal. Entendo esse paradoxo na cabeça dos pais e compartilho também essa angústia.

Outro problema importante da adolescência é a perda do diálogo com os pais e o consequente distanciamento afetivo deles. Discussões frequentes e a necessidade de se desgarrar da visão de mundo dos pais leva a um afastamento que pode dificultar a percepção de um quadro depressivo instalado. Muitos jovens se trancam por horas no quarto, não compartilham refeições em família ou passam tempo demasiado no computador ou no celular, vivenciando seus conflitos de forma solitária e isolada do mundo real e dos seus familiares. O *gap* que se forma entre o adolescente e os pais faz com que eles tenham grande dificuldade em perceber que algo errado está acontecendo na mente distante do próprio filho ou filha. Alguns casos só são percebidos após comportamentos graves, como uma tentativa ou consumação de suicídio.

As causas da depressão

Por tudo isso, a adolescência é uma fase que exige muito diálogo e buscas ativas por proximidade afetiva dos pais e familiares com os jovens. Participar do dia a dia, compartilhar empaticamente seus conflitos e auxiliar no amadurecimento, com respeito à progressiva autonomia e à individualidade da personalidade que se forma diante dos olhos. Adolescer é um verbo, é ação, é tomar partido, fazer do seu jeito, acertar aqui e quebrar a cara ali, um processo multifatorial ativo, dinâmico, emocionalmente intenso, que exige cuidados e ajustes. Muito frequentemente vêm à tona conflitos específicos com relação à política, visão de mundo, religiosidade e espiritualidade, carreira, gênero e sexualidade, posicionamento com relação às drogas, etc. Às vezes, são posturas contundentes e definitivas, outras são fases de maior radicalismo para delimitar uma ruptura do padrão defendido pelos pais ou pela sociedade mais conservadora. Seja como for, a adolescência tem importância e relevância, traz contrapontos fundamentais para o desenvolvimento do contraditório, traz o frescor criativo e inovador da mente jovem, mas claro que são necessárias referências, contra-argumentos e eventualmente limites. Para tudo isso é fundamental respeito e proximidade dos pais, amigos e familiares, que devem exercitar diariamente o ato de colocar-se no lugar do outro, para não perder o fio da comunicação.

Por fim, gostaria de destacar que o isolamento e o baixo rendimento social e escolar podem ser causa ou efeito da depressão. Podem até ser gatilhos, mas frequentemente são sintomas de um processo depressivo já instalado. Por isso, acredito serem dois critérios de grande importância para a prevenção e a identificação da depressão na adolescência. Além, é claro, de todos ou outros sintomas clássicos discutidos ao longo deste livro.

Depressão na vida adulta

Essa longa fase da vida traz também vulnerabilidades à depressão. O elevado e progressivo grau de responsabilidade, a necessidade de produzir, pagar contas, dedicar-se ao trabalho, constituir novas unidades familiares, tudo isso exige empenho cognitivo e emocional diferenciado. Na vida adulta estamos mais suscetíveis a crises em relacionamentos afetivos, mais sensíveis ao desemprego ou aos problemas inerentes à profissão e aos relacionamentos no ambiente de trabalho, o que pode gerar muitas frustrações, estresse crônico e até a síndrome de esgotamento profissional (conhecida como *burnout*). A vida adulta nos deixa mais vulneráveis a patologias clínicas, que também podem se associar à depressão e mesmo a substâncias que eventualmente geram transtornos semelhantes. As fases de oscilação hormonal também são mais frequentes na vida adulta, principalmente os problemas de tireoide e as flutuações relacionadas à menopausa (na mulher) e à andropausa (no homem), ocasionalmente sintomáticas.

Durante a vida adulta passamos por frustrações, temos que admitir determinados papéis sociais e suportar, às vezes cronicamente, situações complicadas no trabalho, com a família, no gerenciamento financeiro, etc. Com a sobrecarga, é comum abdicarmos do lazer, do repouso, das atividades lúdicas, e nos afastarmos paulatinamente da nossa essência e da manutenção preventiva de nossa saúde física e mental. Nessa fase da vida, o mundo por vezes nos atropela e complica nossa idealizada qualidade de vida, abrindo caminho para o desenvolvimento de ansiedade e depressão, principalmente em pessoas predispostas.

Depressão na terceira idade

Conversamos já um pouco sobre isso e conhecemos inclusive um caso clínico de apresentação peculiar nessa faixa etária. Os idosos são também muito vulneráveis à depressão. Temos assistido a um aumento progressivo da expectativa de vida, com ampliação rápida e consistente do grupo de pessoas acima dos 65 anos. A medicina vem mudando diante desse novo cenário, com o desenvolvimento intenso da geriatria tanto preventiva como terapêutica. Nesse contexto, precisamos debater sobre a depressão nessa etapa da vida, já que se trata de um problema frequente, grave e relativamente pouco abordado em campanhas de saúde específicas dessa faixa etária. A depressão encontra na terceira idade alguns fatores de predisposição, como:

- Problemas financeiros, principalmente com nosso atual sistema previdenciário cruel e assimétrico. Muitos idosos passam por dificuldades econômicas, com gastos sempre maiores e poder de compra sempre menor. A dependência de familiares e o endividamento formam um contexto favorável à depressão na terceira idade.
- Problemas de saúde, com ênfase nas dificuldades motoras, cognitivas e metabólicas típicas dessa fase. Idosos com dores crônicas, artrose importante e doenças clínicas descompensadas — como cardiopatias, problemas respiratórios, renais, neurológicos — são predispostos à depressão. A necessidade frequente de exames, o uso crônico de medicamentos, as limitações na vida cotidiana, a redução de habilidade física e cognitiva, tudo isso culmina na elevação do risco de transtornos depressivos.
- Solidão. Eis aqui um dos pontos mais melancólicos da terceira idade. Muitos idosos sofrem com o abandono familiar ou com a solidão, gerada pela morte do cônjuge, saída dos filhos de casa, morte de amigos e outros familiares, dificuldade de

relacionamento, aposentadoria, indisposição física para eventos sociais, etc. O isolamento do idoso é um processo muito frequente, nem sempre perceptível para a família, quando existe família. Se você pensar que o braço social relacionado ao trabalho é perdido, que os amigos se afastam ou falecem por também terem idade avançada, que a família é pequena ou comprometida com os afazeres pessoais, essa equação gera solidão, sentimento de vazio e inutilidade social, um prato cheio para o desenvolvimento de depressão.

- Perdas sequenciais e luto. O luto é um processo emocional complicado. Lidar com perdas, por vezes definitivas e inexoráveis, não é tarefa nada fácil, em qualquer época da vida. Mas na terceira idade o luto por morte é ainda mais frequente e avassalador, pois o círculo social é estreito e composto por mais pessoas acima dos 65 anos, com um risco maior de morte e doenças mais graves. A perda progressiva de parentes e amigos de longa data leva ao sofrimento pela morte em si (luto), pela destruição dos poucos vínculos mantidos (solidão) e pela percepção da finitude, evento muito mais significativo na terceira idade, uma vez que a proximidade da própria morte passa a rondar mais frequentemente o imaginário. É importante frisar que luto não é depressão. Luto é uma resposta complexa, predominantemente emocional e de conotação negativa, absolutamente normal e saudável. Toda perda precisa ser sentida, vivida e processada pelo cérebro. O luto gera tristeza, vazio, sensação de medo, alguma perda de prazer, entre outros sintomas. Esse processo será tão mais exuberante quanto maior o vínculo afetivo e mais aguda e inesperada tiver sido a perda. A resposta normal do luto, no entanto, tem um limite aceitável, normalmente a duração é

As causas da depressão

de semanas a meses e não há franca incapacitação do enlutado. Nos casos mais intensos e prolongados é fundamental avaliar a possibilidade de um luto crônico ou muito sintomático, que denote um componente depressivo excessivo que possa merecer terapia e/ou abordagem medicamentosa. O luto pode ser um fator desencadeante eventual da depressão.

- Dificuldades sensoriais. Na terceira idade parte da limitação pode advir não só de fatores clínicos, cognitivos e motores; existem também os fatores sensoriais. Com a idade, algumas pessoas apresentam baixa na capacidade visual, auditiva e mesmo de tato, paladar e da percepção labiríntica (que altera o equilíbrio). Essas alterações sensoriais podem dificultar o relacionamento social e gerar frustração. Ter dificuldade nos sensores pode comprometer a extração de prazer, uma vez que disso depende parte das vivências saudáveis e intensas. Por exemplo: adoramos ver imagens belas e bem definidas, gostamos do sabor de comida afetiva e bem-feita, gostamos de conversar com várias pessoas ao mesmo tempo e também gostamos do toque na nossa pele e de mudanças posturais bruscas (como em parques de diversão por exemplo). Na terceira idade, as limitações sensoriais podem gerar desconforto em coisas que anteriormente davam prazer, além de dificuldades que tornam eventos outrora descontraídos em um verdadeiro martírio.

- Perda de autonomia e independência, uma das queixas mais frequentes entre os pacientes mais velhos. A perda progressiva da independência e da autonomia gera muita frustração e desconforto. Muitas vezes, as dificuldades físicas, sensoriais e cognitivas levam à perda de segurança em atividades que antes eram rotineiras. A preocupação de filhos e parentes leva a certa perda do controle da própria vida, sendo outro prato cheio para a depressão. Na vida adulta conquistamos a duras penas o direito de decidir, de ir e vir, de dar explicações na medida do necessário, de ter nossa privacidade, somos "quase" donos do próprio nariz. O envelhecimento pode ser acompanhado de perdas desse tipo, perda de liberdade de sair sem dar satisfação, perda do direito de dirigir, necessidade de auxílio no controle das finanças, de ajuda nos afazeres cotidianos e por vezes até no autocuidado. Esse processo pode ser marcado por tristeza e aumento do risco de depressão.

- Baixa autoestima. A terceira idade é uma fase culturalmente também complicada, pouco valorizada (principalmente em sociedades ocidentais). Existem profundos preconceitos relacionados à perda de vitalidade, da utilidade, da fertilidade e às alterações estéticas típicas do envelhecimento normal. Esses conceitos orbitam o imaginário coletivo e repercutem negativamente na autoestima do idoso, que se vê menos capaz, menos interessante, menos habilidoso e belo, gerando uma sequência de pensamentos melancólicos e autodepreciativos. Chamamos esse processo de sensação de menos-valia, um conceito mental segundo o qual uma pessoa acha que vale menos que outra, ou menos do que valia antes, um ciclo psíquico que pode gerar ou ser fruto do processo depressivo. É frequente o idoso apontar com ênfase tudo que perdeu de capacidade e habilidade nessa fase, olhando a vida sob um prisma bem negativo e frustrante, por vezes até aparentando certa surpresa, com frases como "Eu não sabia que seria assim", "Quem inventou esse papo de melhor idade?" e por aí vai. Esse conceito depreciativo é em parte cultural, de uma sociedade que não conseguiu resolver algumas equações na sua pirâmide populacional. Vivemos em uma cultura que não valoriza a experiência, a paciência e a serenidade dos mais velhos, que poderiam e deveriam estar mais produtivos. Essa indústria da velocidade, da beleza padronizada e jovial, vende modelos artificiais de sucesso e marginaliza qualquer um que não se enquadre no protótipo definido como "bom o suficiente". Envelhecer não é demérito, é mérito, é ter chegado aonde muitos não chegam, é ter lutado neste ringue por mais tempo que os outros, resistindo durante muitos *rounds*, absorvendo golpes e levantando antes do término da contagem. O envelhecimento deveria ser mais respeitado e valorizado. Não deveríamos precisar de um estatuto que tenta nos ensinar a cuidar dos nossos idosos, devia ser modalidade básica, educação, bom senso e justiça. Desvalorizar o idoso é se desvalorizar, pois todos lutam para chegar à velhice, já que ninguém prefere morrer jovem.

- Problemas familiares, ainda pouco discutidos como fator de risco para dificuldades emocionais, são, pela minha prática clínica, cruciais para a qualidade de vida na terceira idade. Sabemos que toda família tem seus problemas, claro, algum mais sérios e outros mais cotidianos. Mas os idosos têm uma dificuldade adicional, mais intensa para superá-los. Deparo-me com muitos casos de inflexibilidade diante de conflitos familiares, muita mágoa e ressentimento com relação a filhos, cônjuges, noras, genros, entre outros. Vejo muita expectativa frustrada em torno da ideia de uma família perfeita, harmônica e solidária, o que resulta em estresse crônico e sofrimento. Esse cenário é multifatorial, tem várias causas: conflito de gerações, inflexibilidade de ambos os lados, disputas sociais por espaço, falta de tolerância e dificuldade de seguir em frente diante de um conflito muitas vezes irrelevante ou superável. A dissolução de parte da unidade familiar desampara emocionalmente muita gente, que, mesmo sem dar o braço a torcer, evolui com mais solidão, frustração, angústia e rancor. Isso tudo é alimento para a depressão.

Há dificuldades técnicas na percepção e na interpretação dos sintomas de depressão em idosos. A diferenciação entre tristeza contextual e depressão como doença é mais complicada nessa fase da vida, uma vez que a terceira idade traz perdas mais substanciais, que podem justificar estados mais melancólicos. Também devemos ter cuidado com perdas cognitivas, que podem ser sinal de doença emocional, e com situações de luto, que podem ser normais e não devem ser "medicalizadas".

Outros fatores de predisposição

Já vimos que existe predisposição genética, que o sexo feminino traz um risco adicional, que em cada fase da vida existem fatores peculiares, que o risco aumenta na adolescência e na idade adulta, sendo relativamente elevado na terceira idade e moderado na infância.

Neste capítulo já vimos também diversos fatores desencadeantes do processo depressivo, ou gatilhos, que são variados e diferentes em casa fase e contexto de vida. Antes de seguir adiante, gostaria de pontuar mais alguns fatores de predisposição.

Nível socioeconômico

Conforme já discutido anteriormente, o risco de depressão é maior em classes socioeconômicas mais desfavorecidas. A pobreza é um marcador de risco, de atraso ou falta de diagnóstico e de tratamento nulo ou aquém daquilo que se espera de uma abordagem ideal. Apesar de ser algo contrário ao senso comum, que às vezes atrela a depressão a uma vida sem problemas, rica e tediosa, os números apontam no sentido contrário. A violência, o endividamento, a desnutrição, a insegurança em relação ao futuro, o desemprego e a falta de qualidade de vida parecem deslocar a balança em prol do transtorno depressivo. Mesmo assim, não custa enfatizar, o transtorno é frequente em todas as classes sociais e culturas, o que mostra que ter dinheiro também não protege tanto assim.

A questão da escolaridade também é discutida na análise dos fatores de risco para a depressão. Apesar de termos muitos pacientes de alto nível intelectual e formação elevada, a depressão é mais frequente em grupos de baixa escolaridade e renda, o que demonstra que o conhecimento é mais fator de proteção do que de risco. Apesar disso, vemos na prática muitas pessoas intelectualmente diferenciadas e reflexivas manifestarem certo pessimismo e negativismo, sempre alicerçadas em uma argumentação forte, segundo suas características de inteligência e conhecimento. Saber, assim como desconhecer, também traz suas angústias.

História de vida

Este é um ponto bastante importante e complexo em neuropsiquiatria. Sabemos que existem fatores inerentes à genética (predisposição) e contexto clínico (gatilho), mas será que eventos antigos, bem anteriores ao início do quadro depressivo, podem ter relação causal com a depressão atual?

Por exemplo, será que alguém que sofreu muito na infância tem risco maior de ter depressão na vida adulta? A resposta é sim, mas é preciso tomar alguns cuidados nessa interpretação. Uma história de vida é uma sequência de vivências bem pessoais, intransferíveis e completamente inéditas e peculiares. Nossa história é nossa verdadeira impressão digital, é o que nos torna nós mesmos, neste aqui e agora chamado presente. Nossas experiências mais relevantes se tornam memórias, nosso patrimônio, os tijolos de nosso aprendizado, nesse contínuo processo de vida de tentativa e erro. Tanto os eventos positivos como os negativos compõem o arsenal determinante do nosso comportamento atual. É curioso notar que existem tanto memórias conscientes, nítidas e evocadas voluntariamente, como também memórias inconscientes, implícitas, escondidas em algum lugar longe da evocação voluntária, mas ainda assim determinantes para nosso comportamento. Emoção não é só genética e resposta diretamente ligada a um sentimento; também é fruto de confrontações com nosso material gravado, nossas lembranças mais íntimas e profundas.

Por isso tudo, a depressão tem franca relação com vivências pregressas, com as emoções armazenadas, sendo esse um fator de risco ou de proteção, a depender da relação com tais memórias. Sabe-se atualmente que alguns eventos traumáticos elevam o risco de depressão futura, entre eles: abuso sexual, assédio moral intenso, criação excessivamente severa, perdas muito grandes, situações de morte ou quase morte, *bullying*, doenças graves, etc. Mesmo que a depressão não se instale no momento da vivência, existe uma espécie de cicatriz emocional, que pode eventualmente predizer episódios futuros, seja por revivência da dor sentida anteriormente, seja por sensibilizar o paciente para perdas futuras.

As causas da depressão

Não é possível compreender a complexidade da expressão emocional sem conhecer a história de vida da pessoa, a relação com os pais e outros familiares, o rendimento escolar, as migrações, os processos que exigiram adaptação, a forma de lidar com frustrações, etc. Agora, se por um lado notamos que histórias traumáticas elevam o risco de depressão, por outro notamos que um ambiente completamente controlado e fantasioso também pode determinar aumento de risco. Uma personalidade bem delimitada e saudável precisa ter ferramentas boas de enfrentamento, precisa entender a dinâmica da vida real, desenvolver habilidade de gerenciamento frente às perdas, às frustrações e aos limites que a vida inevitavelmente um belo dia vai impor. Muitas crianças são criadas de forma equivocada, o que pode exacerbar vulnerabilidades inatas e gerar aumento do risco depressivo. O excesso de recompensa imediata, a falta de limites e a esquiva e compensação da frustração são os erros mais comuns. Atenuar o sofrimento e respeitar a maturidade de cada um é fundamental, mas durante a infância e a adolescência é preciso criar um ambiente psíquico favorável ao enfrentamento da dificuldade, além de resiliência e resignação diante de adversidades inexoráveis. É preciso incentivar e valorizar a expressão emocional diante da emoção. Crianças devem chorar, sofrer e processar suas dores, assim como precisam sorrir, se alegrar e comemorar suas vitórias. A hiperproteção pode ser tão deletéria quanto a falta de proteção ou um histórico traumático. Como dizem por aí, mar calmo não faz bom marinheiro. Porém, vale o bom senso. Criar seres humanos é uma arte complicada e dinâmica, devendo-se respeitar a individualidade e a autonomia de cada um, dentro dos limites da sua maturidade. Na dúvida de como avaliar e agir diante de uma situação peculiar, consulte um psicólogo infantil ou converse com seu médico de confiança.

No entanto, apesar do evidente impacto do histórico de vida na gênese da depressão como fator associado, e não isolado, algumas questões precisam ser lembradas e debatidas. Vejo muita gente valorizando eventos de vida discretos e corriqueiros como causadores de depressões distantes no tempo. Na verdade, existe aí um certo risco, que é buscar culpados no passado, caçar bruxas de forma tão insistente que dificuldades enfrentadas por grande parte da população passam a ser consideradas traumáticas, sem na verdade terem correlação nenhuma com o presente. Até porque o passado não se defende, certo? Vejo pessoas culpando os pais, uma separação eventual, uma escola mais rígida ou mesmo problemas corriqueiros de relacionamento, analisando seu histórico em busca de algo que tenha saído do esperado ou que tenha gerado o desconforto atual. Precisamos ser justos e cuidadosos, a vida de todos é inesperada e desconfortável, toda biografia tem perdas, agressões e sofrimento, mas nem todos evoluem com depressão. É fundamental entender a gravidade do evento e refletir sobre ele de acordo com o impacto emocional real no seu portador; não vale só buscar de forma indiscriminada uma explicação nem "plantar" pelo em ovo.

Outro problema é o viés de recordação. Pessoas deprimidas tendem a lembrar com mais frequência e relevância eventos do passado, principalmente eventos mais tristes e traumáticos, de modo que se pode notar certo viés quando comparamos as lembranças entre pessoas com depressão e sem depressão. Quem lembra de algo estando depressivo tende a colorir sua emoção com cores melancólicas e a tentar encontrar explicações para seu estado emocional, criando associações por vezes irreais ou amplificadas.

Minha intenção não é, de forma alguma, desqualificar qualquer história de vida, e por isso comecei este tópico dizendo que tanto traumas antigos como uma vida demasiadamente protegida podem, sim, funcionar como fator de risco para a depressão. Esta reflexão posterior é apenas um exercício de filtro e bom senso, para mostrar que nem tudo que parece ser, em um olhar inicial e desatento, será determinante. É fundamental uma reflexão ponderada, contextual e baseada em experiência clínica para entender como essa peça se aloca no quebra-cabeça causal da depressão.

Ufa! Agora, sim, temos um painel de predisposição à depressão mais bem desenhado e lógico. Perceba que estamos ainda no primeiro P (predisposição), apesar de eu já ter queimado a largada e falado muito sobre alguns gatilhos pontuais (coisa do segundo P, precipitação). O pano de fundo psíquico é uma mistura de genética, histórico de vida e criação, e contexto pessoal — como sexo, idade e momento clínico. Diante disso, podem ocorrer ou não gatilhos. Deflagrado o processo, alguns aspectos perpetuarão o transtorno por certo tempo, até que haja tratamento adequado ou recuperação espontânea, que é algo possível também.

Fatores precipitantes (gatilhos)

Este tópico já foi abordado em diversos trechos desta nossa conversa, então tomarei a liberdade de ser breve.

Um episódio depressivo pode muito bem surgir "do nada", sem um evento precipitante aparente. Muitos pacientes dizem que ficaram estranhos, desanimados e entristecidos sem motivos evidentes. Ou que passaram a refletir mais sobre a vida que estavam levando e começaram a ver defeitos antes não tão claros no dia a dia, que passaram a se incomodar com coisas que antes não notavam com tanta clareza. Nesse ponto fica uma dúvida: será que o desconforto precipitou a depressão ou será que a depressão gerou o desconforto, tornando a rotina mais desagradável e irritante? Tendo a acreditar mais na segunda hipótese em casos sem um claro ponto de inflexão.

Da mesma maneira, existem pessoas que identificam fatores que iniciaram o processo, sendo que eles podem ser agudos e pontuais ou mais arrastados, geralmente ligados ao estresse, a acontecimentos negativos ou a fases de adaptação.

Os gatilhos mais descritos são: morte de pessoas conhecidas com vínculo afetivo, desemprego, esgotamento profissional, crises de relacionamento ou separação, traição, violência urbana ou doméstica, mudança radical de vida, como mudança de cidade ou país, casamento, doença grave ou cirurgia, nascimento de filho, entre outros.

Fatores de perpetuação
(manutenção da depressão)

Muito discutimos nesta obra sobre o que se sabe acerca de predisposição e eventuais gatilhos, mas pouco falamos sobre alguns aspectos que perpetuam o quadro clínico. Por que será que algumas pessoas passam tanto tempo deprimidas, rifando sua produtividade durante meses ou anos, mantendo a chama depressiva acesa, tornando o processo crônico?

Este é um terreno ainda não completamente desvendado pela ciência, mas alguns conceitos e detalhes valem uma reflexão. A depressão é um processo que se inicia, se aprofunda e se mantém. A manutenção clínica é fruto de diversos fatores que se articulam e complementam, dificultando a reação. O primeiro ponto é o reconhecimento da depressão e a busca por ajuda. Nossa sociedade é preconceituosa e tem dificuldade de leitura de processos emocionais, por isso muitos pacientes se percebem doentes apenas após muitos meses, e com gravidade elevada. O preconceito e a falta de percepção do próprio portador e dos outros é o primeiro fator a alimentar a depressão. A visão de que vai passar, que a vida é assim mesmo, que é preciso ser forte, que buscar ajuda é procurar problemas, atrasa a abordagem da depressão e a fortalece. Tem gente que evita até falar o nome da doença, que bate na madeira, que acha que falar em depressão e suicídio é abrir caminho para a sua materialização, mas nada disso tem nenhum fundamento científico, pelo contrário. Desinformação é fermento de preconceito, e o medo do tema só pode ser combatido com sua desmistificação.

Após o início do processo depressivo, o paciente passa a enxergar tudo sob um prisma melancólico e pessimista, passa a ter baixa autoestima e desesperança. Esse tipo de sintoma é também desfavorável ao enfrentamento, por isso a depressão é tão complicada. Ao contrário de uma doença que provoca dor na perna ou que dá falta de ar, na qual o paciente sofre e busca aliviar o sofrimento com esperança, urgência e fé, na depressão o paciente está mais apático e acomodado, sem confiança, motivação ou otimismo. A doença bloqueia a própria capacidade de enfrentá-la. Quando alguém percebe que está doente por algum motivo, move suas energias para ficar bom, mas na depressão não funciona bem assim. Sua natureza emocional e cognitiva altera a crítica e a articulação de forças físicas e psicológicas; do mesmo jeito que fica difícil dar conta do mundo ao redor, também fica difícil dar conta da própria depressão.

Por isso o depressivo entra em uma espiral de piora, derrapa por muito tempo sem sair do lugar; a depressão o aprisiona, roubando sua disposição, sua busca pelo alívio do desconforto, sua gana por dias melhores. É uma doença "ao quadrado", como costumo dizer. Quem vê de fora, por vezes se incomoda com a passividade que acomete aquela pessoa. A depressão joga de maneira leve, firme e intensa, vencendo por pontos ou nocaute, golpeando um adversário inerte e cansado.

A natureza biológica da depressão também é responsável por torná-la crônica, pois um cérebro com pouca ação de serotonina, noradrenalina e dopamina é uma estrutura facilmente dominável. Sem percepção de bem-estar (serotonina), sem energia (noradrenalina) e sem recompensa (dopamina), não há nem motivos para a luta, o cérebro aceita a derrota, fazendo da sua zona de desconforto seu quarto de dormir. Qualquer reação depende de percepção, estratégia e confiança, justo o que não funciona bem na depressão. Por isso a resposta tarda e frequentemente falha.

É difícil para um acompanhante entender bem o que se passa em um cérebro com depressão, muitas vezes o paciente parece pouco disposto a enfrentar a doença, a tentar conquistar o prazer, preferindo o silêncio, a solidão e o tédio, sendo muitas vezes acusado de ter se acomodado com a doença, de não querer melhorar, e assim por diante. Aqui existe um problema conceitual: utiliza-se um cérebro saudável para julgar um cérebro adoecido. De um lado temos um cérebro reativo ao prazer e otimista com a recuperação, de outro temos um cérebro dominado, alterado, lento, negativo e desanimado. Como lhe faltam o entusiasmo e a confiança, o depressivo pode ser facilmente confundido com alguém que faz corpo mole, que está bem no lugar em que está. Infelizmente não se reverte a depressão de fora para dentro, com estímulos prazerosos; sua abordagem exige estratégia de ação interna, como metas de curto, médio e longo prazos. É preciso rever a química cerebral, os hábitos de vida e a forma de se relacionar psicologicamente com o mundo e consigo mesmo.

Mas é claro que cada caso é um caso. Alguns pacientes podem ter certo "ganho" com o processo depressivo, e isso pode eventualmente fortalecer a doença e tornar os sintomas também mais persistentes. Esses "ganhos" podem ser basicamente de dois tipos:

Ganhos primários

Ocorre quando a mente do paciente se beneficia da depressão para se esquivar de conflitos psíquicos. Esse tipo de ganho é psicológico; o sintoma é usado como ferramenta de proteção e defesa, pois mantém alguns pensamentos afastados da consciência ou atenuados pela presença da patologia. É um conceito difícil para leigos, mas muito importante no trabalho do psicólogo, que precisa definir e abordar a "utilidade" psíquica de determinados sintomas nos mecanismos de controle emocional.

Ganhos secundários

Alguns pacientes com depressão podem eventualmente conseguir algum benefício externo com sua doença, e isso pode atrapalhar, mesmo involuntariamente, a evolução em casos peculiares. Por exemplo: uma pessoa com depressão pode ser afastada do trabalho de que não gosta e receber um benefício, pode receber mais atenção da família, pode ser poupada de tarefas domésticas e familiares, etc. Esse tipo de ganho é muito difícil de ser avaliado e dimensionado na prática clínica, pois corremos o sério risco de agir com preconceito e injustiça quando ponderamos, de fora, o peso desse tipo de ganho na evolução e na manutenção de um transtorno como a depressão. Cito-o aqui apenas pela missão de abordar de forma ampla e democrática o transtorno depressivo, mas considero que a doença se torna crônica, na grande maioria dos casos, devido à sua própria natureza involuntária, intensa e fora de qualquer controle.

Uma pessoa depressiva que perde a capacidade profissional precisa, sim, ser afastada, readaptada e remunerada conforme qualquer outro afastamento por motivo de saúde, assim como alguém com depressão merece, no ambiente familiar, os cuidados e o protagonismo a que teria direito com qualquer outra doença.

Resumindo:

- O transtorno depressivo, uma vez instalado, segue com vida própria de meses a anos, principalmente se não for tratado.
- A persistência dos sintomas é, em parte, fruto do atraso da percepção da doença, do diagnóstico ou do enfrentamento correto.
- Depressão gera depressão, e a natureza dos sintomas dificulta muito seu enfrentamento espontâneo, pois o quadro é marcado por baixa crítica, indisposição, pessimismo e melancolia, o que gera um ciclo vicioso de aprofundamento e baixo poder de reação.

As causas da depressão

- Alguns sintomas da depressão levam ao agravamento da condição clínica e psíquica: distúrbio do sono, má alimentação, falta de cuidado pessoal, descompensação de doença clínica, entre outros.
- Existem, em casos específicos, alguns ganhos psíquicos (primários), e ganhos adicionais (secundários), o que contribui para a manutenção do transtorno. Eventualmente esses ganhos precisam ser abordados e superados com o auxílio de um psicólogo.

Hábitos de vida

Para encerrar este grande mosaico de determinantes da depressão, gostaria de discutir um pouco sobre nossos hábitos de vida.

Hábitos são comportamentos voluntários, semivoluntários ou até mesmo involuntários que adotamos com frequência, de forma recorrente e relativamente previsível. Esses comportamentos não nascem do nada, são fruto de necessidade, de estilo de vida, de aspectos culturais e influências de outras pessoas. Um hábito robusto pode durar décadas e até uma vida inteira. É muito importante ter alguns hábitos para que a rotina seja organizada e para que possamos dar conta de parte da nossa demanda de vida. Mas dentro deles também mora o perigo: hábitos inadequados podem aumentar nossa predisposição à depressão e à ansiedade. Muitas vezes um hábito persiste além de sua necessidade, culminando em gasto de energia e tempo, quando não de dinheiro e saúde também.

Um bom hábito precisa ter razão e sentido, precisa ser saudável e sustentável, fazer bem ao organismo e, de preferência, também à comunidade e à sociedade. Nesse contexto, ele é fator de saúde, preventiva e terapêutica. Da mesma maneira, hábitos equivocados, direcionados ao prazer imediato, não sustentáveis e não justificáveis, são fatores de risco para doenças, são a força do lado negro desse cabo de guerra. Perceba que estamos falando de hábitos, e não de comportamentos isolados, de exceção, ou de ocorrência eventual.

Considero, entre os hábitos mais importantes em saúde, a alimentação, a relação com o esporte, o ritmo de sono, os cuidados com o próprio corpo, o gerenciamento dos ritmos biológicos, o controle do estresse, a administração social e a manutenção de projetos de vida. Tudo isso conflui para uma vida comprometida com a saúde física e emocional. Adiciono aí alguns hábitos negativos que devemos evitar, como consumo de substâncias nocivas, manutenção de relações pessoais tóxicas e vivência em ambientes emocionalmente insalubres.

Hábitos devem preservar nosso organismo, devem ser vivenciados no presente, mas com algum comprometimento com o futuro, precisam gerar um bem-estar persistente e, no melhor dos mundos, devem nos fazer orgulhosos de nós mesmos. Bons hábitos exigem força, comprometimento, persistência e privações. Teremos sempre três cobertores curtos: o tempo, o dinheiro e a energia. Um bom hábito pode consumir um pouquinho dos três, mas é um investimento em saúde, quando não um investimento em patrimônio afetivo, social e de lembranças de vida.

É comum buscarmos explicações "macroscópicas" para nossos transtornos de saúde, mas eventualmente a resposta está na "microscopia" do cotidiano. Explico-me: por mais que valorizemos eventos ocasionais, fora da curva, intensos e

As causas da depressão

marcantes, muitos de nossos processos de saúde e doença estão embutidos em ocorrências corriqueiras, repetidas à exaustão, cíclicas, escondidas na rotina, entre uma atividade e outra, em um *modus operandi* padronizado, automático e de pouca reflexão. Aí, aliás, está nosso principal ponto de intervenção. Se o DNA está cravado na célula, se nossa história de vida está vivida ("É jogo jogado", como diria meu sogro), se não dá para pular fases da vida nem evitar eventos externos estressantes, sobra-nos gerenciar nossos hábitos e pensamentos. Esse é o segredo da saúde mental. Na bagunça de determinantes essa é a ilha de intervenção. Mudar o jeito de pensar e de viver é agir no planejamento e na execução dos hábitos, rever paradigmas, perguntar-se quantos deles deixaram de ser necessários, saudáveis, e passaram a não mais valer a pena. Não é tarefa fácil, hábitos grudam como carrapatos, causam doenças também como carrapatos. Mudá-los exige percepção, alternativas e algum desconforto.

Falaremos muito sobre tudo isso no próximo capítulo, quando abordarmos a prevenção e a reversão dos processos depressivos. Fica aqui apenas uma pitada dos hábitos como fatores de risco ou proteção, a depender das escolhas que fazemos e nas quais investimos recursos.

Sabemos, por exemplo, que o sedentarismo é um fator de risco para a depressão, assim como o excesso de estresse, a péssima alimentação, o ritmo inadequado de sono e a manutenção de relações frustrantes e fracassadas. A contínua abdicação do protagonismo da própria vida alimenta sintomas depressivos: a falta de projeto que contemple nossos talentos, objetivos e nossa busca por satisfação pessoal condizente com nossa essência e nossa natureza. Além disso, precisamos de doses eventuais de altruísmo, solidariedade e comprometimento com o mundo que nos cerca, empenhando-nos não só no consumo do prazer, mas também na gênese global de felicidade. Dizem por aí que o que se leva da vida é a vida que se leva, certo? Nossos comportamentos não são os geradores de felicidade, mas sim a própria felicidade, *in natura*. É uma pena que passemos a vida tão ocupados que não sobre tempo para vivê-la.

Reflexão sobre a causa da depressão

Neste longo capítulo discutimos acerca da etiologia da depressão, a despeito de sua causa essencial ser ainda motivo de certo mistério e discussão. Trabalhamos uma grande colcha de retalhos, de fatores de risco ou proteção. Precisamos ter em mente que cada caso terá sua composição causal, merecendo a mesma personalização de tratamento, já que, como sugeriu Cervantes, sem as causas, cessam os efeitos. Pena que essa simplicidade não é tão fácil de ser alcançada na depressão, já que há causas múltiplas, dinâmicas e, em certo ponto, não modificáveis. Segregamos os fatores causais em três camadas, de limites imprecisos, mais teóricos. No primeiro nível temos a genética, determinada e implacável, trazendo para nós não só o nariz de nosso pai e os olhos de nossa mãe, mas também toda a herança genética do processo emocional e neurocomportamental, em um pacote complexo de vulnerabilidades e tendências que se expressarão ou não a depender do nosso ambiente e de nossas vivências. Temos um sexo biológico, um perfil hormonal,

As causas da depressão

e estamos inseridos em um contexto sociocultural, contemporâneo e influenciado por questões inerentes à nossa história de vida. São predisposições que carregamos de um jeito ou de outro, não são opcionais, são a própria estrutura do jogo. Conhecemos nas páginas anteriores eventos que podem ser considerados desencadeantes, que dão o empurrãozinho que o transtorno depressivo precisava para pôr as garras no portador, aquele peteleco suficiente para iniciar um processo que seguirá com autonomia, que irá aprisionar o cérebro por um tempo, demasiado e improdutivo, que pode culminar com uma grande mancha biográfica ou mesmo selar o destino de uma pessoa. Não é uma ocorrência, é um processo, em série e em paralelo, com eventos correlatos e interdependentes. A depressão instalada passa a ser o próprio alimento da patologia. O cérebro desenvolve sintomas progressivos e manifesta comportamentos protetivos de esquiva e isolamento, sem prazer e otimismo; o futuro é rifado e aceitamos a miséria da minguada zona de conforto, do ócio, da melancolia e da existência sem razão de ser. O ciclo está fechado, viemos cambaleando pela vida, tropeçamos, caímos e não conseguimos mais levantar, assim é o nascimento da depressão. Com dificuldade poderemos levantar um dia, mas, sem aprendizado, seguiremos bambos até a próxima poça d'água, cedendo novamente à gravidade; cairemos outra vez. Alguns cambaleiam tanto que caem de maduro mesmo, ao soprar do vento ou à própria rotação da terra, sem motivo aparente. Outros passam uma vida deitados, ou sentados, abdicando de levantar, esquecendo como era olhar o mundo de cima, na altura dos olhos, como bípedes que somos, capazes de extrair alegria e dominar a tristeza nos limites do enfrentamento.

O mundo é duro, mas o cérebro saudável é fantasticamente mais duro, sendo ilusório, sedutor e intensamente reativo ao prazer e à recompensa, apegando-se até à mais miserável das existências. Não vejo outra forma de tocar adiante, nessa luta perdida a longo prazo chamada existência humana. Nesta caminhada, o fim não justifica os meios, dado que o fim é a antítese da vida como a conhecemos por aqui, sendo ele inexorável. Se não sairemos vivos mesmo, logo os meios precisam justificar os meios (se justificar em si), devendo ter cor, brilho, fantasia e propósito. O fim é uma mistura de orgulho e lembranças, um traço neurológico tênue, a sensação de ter jogado com brio, honra e dignidade, sendo o resultado menos importante. Proponho esta reflexão com profundo respeito a toda e qualquer crença religiosa (graças a Deus, também tenho as minhas). Faço-o desta maneira mais cientificista como um mero exercício biológico de propósito, mesmo ciente de visões alternativas pautadas na fé de cada um. Sigamos para o próximo e derradeiro capítulo.

As causas da depressão

PONTOS IMPORTANTES DESTE CAPÍTULO

- As causas da depressão não são completamente conhecidas, mas sabemos acerca de alguns fatores de risco.
- A depressão é fruto de um processo de predisposição, precipitação e perpetuação dos sintomas.
- Existe tendência genética à depressão, sendo o risco maior em pessoas com histórico familiar da doença.
- A história pregressa de vida também pode elevar o risco de transtornos depressivos.
- Alguns episódios são antecedidos por gatilhos e outros não.
- Os gatilhos variam conforme a idade e o contexto de vida, podendo ser perdas, luto, desemprego, doenças clínicas, estresse excessivo e frustração, entre outros.
- Os fatores que mantêm o processo depressivo são variados, incluindo a natureza da doença, o atraso de diagnóstico e tratamento, além do perfil psicológico e contextual do paciente.
- Os hábitos de vida auxiliam a pessoa a entrar ou a sair do processo depressivo.

TRATAMENTOS E TÉCNICAS DE ENFRENTAMENTO E PREVENÇÃO

Nos capítulos anteriores discutimos a respeito dos sintomas mais importantes dos transtornos depressivos, suas formas de apresentação clínica e seus determinantes causais. Esse conhecimento é absolutamente necessário para que possamos adentrar este longo e fundamental capítulo, que versa sobre a forma de prevenção e enfrentamento da doença. Vamos discutir de forma setorizada mas abrangente as ferramentas que temos à disposição no combate à depressão, tanto para reverter casos consolidados como para evitar futuras recaídas, uma vez que a tendência à depressão se mantém ao longo do tempo.

É absolutamente relevante entendermos que o foco não é sair da depressão a qualquer custo, ou de qualquer jeito, mas sim desenvolver reflexões que gerem mudanças profundas e sustentáveis na forma de viver a vida. Se persistir o mesmo contexto que levou ao quadro depressivo, a chance de recaídas se manterá elevada. A depressão precisa cumprir parte do seu papel de alertar, revisar ritmo e estilo de vida, reorganizar memórias e ressignificar prioridades. Olhar a depressão como um problema pontual de saúde reversível com um medicamento é perder uma preciosa janela de oportunidade de promover saúde e gerar uma onda de ajustes na relação com os outros, com o mundo e consigo mesmo. Por isso, precisamos aproveitar a depressão e dar-lhe um propósito nobre, almejando que o paciente saia melhor do que entrou, mais dono de si, ciente de suas vulnerabilidades e com as rédeas da própria saúde mental. A depressão amadurece, o passeio no porão da mente traz à vida uma nova conotação, mais sensível e humana. Quem prova a dor da melancolia sabe mais sobre empatia e valoriza como se deve a função cerebral do prazer, da disposição e da vontade de viver. Repito aqui, talvez pela última vez nesta obra: doença nenhuma só tira! A depressão derruba, mas caímos dentro de nós, podendo sair com mais autoconhecimento.

Agora, para colher o melhor da depressão é preciso superá-la, transpor de forma contundente o limite de retorno à saúde, fazer a travessia de volta, no sentido contrário. Olhar para ela no retrovisor da biografia, forte e confiante de que a deixou para trás, no passado, e que se tornou melhor, fazendo dela uma cicatriz fechada, inerte, desinflamada, que já não dói.

E isso é possível! A depressão é hoje uma doença tratável, mas não há garantia total de vitória. Para combatê-la com mais chances precisamos de estratégia, paciência, ações múltiplas e articuladas, conhecimento e alguma humildade. É fundamental não a menosprezar, nem acreditar que o primeiro sinal de melhora será o final dos problemas; é preciso vigiar, respeitar e implementar medidas sustentáveis.

Combatendo a depressão, um passo por vez

Gosto de dividir o enfrentamento em 6 etapas principais, que vão se fragmentar em dezenas de focos de atuação, sendo esses pontos variáveis caso a caso. O tratamento deve ser planejado de forma personalizada, a partir do contexto, da forma de apresentação e do mosaico de causas específicas. É absolutamente fundamental que o paciente se cerque de pessoas queridas e confiáveis, incluindo familiares, amigos e profissionais de saúde, capazes de o acompanhar com empatia e segurança nessa nova travessia.

Complementando o que eu disse anteriormente nesta obra: doenças complexas têm causas complexas. *E tratamento complexo também!* A guerra contra a depressão é longa e precisa de forças combinadas. O inimigo vem forte e com tudo, não dá para enfrentá-lo só por uma frente, ou só com medidas de curto prazo, sem tática, calma e paciência. Trata-se de um demorado jogo de xadrez, no qual as mudanças das peças contemplam ações defensivas e ofensivas. Aliás, sempre adorei jogar xadrez, fui até bom nisso um dia. Se tem algo que aprendi nesse jogo, com muitas derrotas, foi esperar sempre o melhor movimento do oponente. Jogadores infantis e ingênuos jogam agressivamente e montam armadilhas contando com o erro do adversário. Menosprezam as habilidades do oponente, confiando que são mais espertos que ele. Com isso, vencem os adversários mais fracos e despreparados, mas perdem para todos aqueles experientes, sagazes, espertos e bem treinados.

A depressão é esse tipo de oponente forte, ela joga da melhor maneira. Ela vem preparada para uma partida longa, vem disposta a ceder aqui e avançar ali, a fazer sacrifícios; ela tem estratégias e armadilhas bem montadas, surpreendentes e criativas, é uma campeã, acostumada a vencer. Não quero com isso desanimá-lo, leitor. Pelo contrário, quero convidá-lo para uma batalha disputada, que podemos vencer se começarmos bem e seguirmos com técnica e algum brilhantismo. Temos boas chances. Por isso é fundamental cercar-se de cuidados e de ferramentas múltiplas; não dá para poupar esforços e entrar com medidas isoladas. Vamos precisar de pessoas, talvez medicamentos, ideias novas, posturas inéditas, alguma fé, revisões de *scripts* e alterações de paradigmas. Acredite, essa é nossa cavalaria, nossa infantaria, nossos paraquedistas, nossas equipes de apoio; esse é nosso arsenal contra a depressão.

Vamos aos seis passos do enfrentamento:

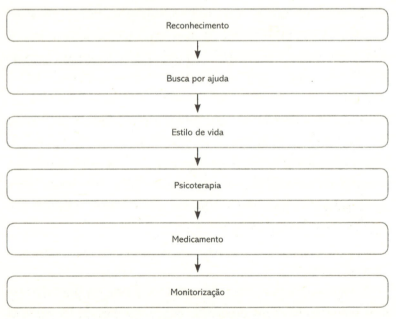

Passos do enfrentamento da doença

1º passo: Reconheça o problema

Este é um passo absolutamente decisivo. Ainda na fase de percepção e tomada de decisão, este é o momento em que a ficha cai, em que transparece que algo não vai bem, sendo esse "algo" um transtorno adquirido e passível de reversão. Para reconhecer a depressão é preciso sensibilidade, conhecimento e diálogo. Esse diálogo depende de quem expressa e de quem recebe tal informação. Precisamos falar, debater e discutir mais. Não estou falando de diálogo no consultório, mas de diálogo na sociedade, entre amigos, irmãos, vizinhos, colegas de trabalho ou de vida. Precisamos falar mais sobre nós mesmos, sobre o outro, sobre como realmente estamos e como as vivências têm nos tocado. Falamos muito de fatos e conceitos e pouco de emoções e sentimentos. Falamos sobre o que nos atinge, mas pouco sobre como nos atinge; fugimos do debate real embutido no famoso: "E aí? Como vai?"

Produzimos e recebemos respostas pasteurizadas, vazias e irreais. Faltam tempo e intimidade. Resolvemos as urgências da vida e negligenciamos as urgências emocionais. Pelo ovo, rifamos a galinha. Acumulamos desejos, frustrações e sensações pouco verbalizadas, pouco processadas, ruminadas e não digeridas. Estamos cheios de dedos uns com os outros. Para ver a depressão é preciso olhar, sentir, tocar. Não dá para fazê-lo com conversas de elevador, é preciso tempo, calma e um bolo de fubá com café. Não dá para ver a depressão através da janela fechada, da foto filtrada, ou da cara marcada com o sorriso social. Precisamos de mais, precisamos olhar nos olhos, sentir uma mão que gela ou transpira, uma lágrima salgada que escorre para um ombro solidário, enfim. Só enxerga a depressão quem se presta a procurar, quem não está cego ou daltônico e envolto em encontros superficiais.

Precisamos rastrear dentro de nós e nas pessoas queridas que nos cercam indícios de mudanças na forma de sentir ou reagir à vida. Para isso é preciso que tenhamos conhecimento sobre elas, precisamos saber como eram antes e como se transformaram.

Essa etapa depende também de conhecimento das formas de expressão da depressão, e sobre isso conversamos bastante anteriormente. A depressão cresce na sombra e no silêncio, mas não passa batida a um olhar preocupado. Para quem conhece seus sintomas e disfarces, ela é evidente, clara, salta aos olhos.

O problema atual no reconhecimento da depressão é que não somos ensinados a falar de sentimentos reais, somos ensinados a ser fortalezas indestrutíveis. Não somos alfabetizados para entender quando algo dentro da gente muda, menos ainda quando muda no outro. É lógico que um belo dia alguém se toca! Mas pode ter passado tempo demais, o processo pode estar grave demais, ou mesmo já ter se concluído de forma desfavorável. Não somos fortalezas. Algumas pessoas até parece que são, mas desmoronam por dentro antes de mudar a fachada; a casca fica intacta, embora o centro esteja corroído pela depressão.

Tenha ao seu redor pessoas sensíveis de olho em você, não só seguidores do seu sucesso no mundo virtual, mas amigos das batalhas e conflitos do lado de cá do celular. Seja também um olhar da saúde pelos outros, vigie e pergunte. Ouviu uma história diferente? Tire brevemente o foco da ocorrência e questione: como você se sentiu? Como tem se sentido com isso? Como isso mexeu com você? Essa frase escancara o mundo da empatia.

Faça isso com você mesmo, de tempos em tempos. Reflita sobre como tem se sentido e reagido ao mundo. O presente é o futuro que seu passado idealizou? Você tem se sentido disposto? Tem reagido de acordo com sua essência e personalidade? Suas principais batalhas têm propósitos, valem a pena? Você tem se sentido feliz e gerado felicidade por onde passa? Na vida, o destino é muito menos relevante que a travessia. Olhando-se de fora, você tem se movido em alguma direção? Reavalie o sentido, a velocidade e o trajeto. Caminhos errados por longo tempo o distanciam demais do destino idealizado. Procure por você dentro de você mesmo. Se não se reconhecer, algo pode estar errado.

A depressão não aparece na pele nem no espelho. Se houver suspeita ou dúvida, busque ajuda, com rapidez e humildade. Aprenda cedo que você não é um super-homem nem uma super-mulher, isso lhe custará menos. Se quer ser fortaleza, tudo bem, seja, mas seja uma fortaleza honesta consigo e com os outros, capaz de cair e de se reerguer com dignidade.

Muitos casos se perdem aqui, antes da fase de atuação. Muita depressão anda por aí sem diagnóstico, mendigando serotonina nos faróis da vida, subindo ladeira com o freio de mão puxado, arrastando-se por uma existência vazia, multiplicando o sofrimento e fazendo menos limonadas com os limões que o destino traz. Mereciam ter voz, ter um ouvido, ter um anjo da guarda com perfil de psiquiatra, mereciam um despertador estridente de autoestima, mereciam enxergar que não precisa ser assim, que há uma forma de existência mais leve, doce, talvez fantasiosa, mas mais feliz.

2º passo: Busque ajuda especializada

Se você desconfia de um processo depressivo, busque ajuda. Essa frase precisa estar límpida e clara, e ser repetida como um mantra.

O processo depressivo gera negativismo, altera a crítica, provoca desesperança e falta de confiança. Quem está deprimido se sente enfraquecido, quer se resguardar, ficar quieto, não tem condições de enfrentar nada. Perceba que esse é um prato cheio para a esquiva do enfrentamento. A ajuda precisa vir com velocidade e intensidade, não dá para esperar essa resposta de dentro, ela precisa vir também de fora, contagiando o interior durante o processo. Toda pessoa com depressão precisa de ajuda; negar essa necessidade é negar a própria natureza da depressão, orgânica, cerebral e progressiva.

Como o paciente pode estar debilitado emocionalmente, é fundamental que amigos, colegas e familiares possam fazer essa ponte e conduzi-lo gentilmente para uma ajuda profissional. Sempre recomendo que a pessoa busque um médico de confiança ou um psicólogo, que são profissionais capacitados ao diagnóstico e ao início do enfrentamento assistido. O médico mais especializado em distúrbios emocionais é o psiquiatra, imprescindível em casos peculiares ou com respostas iniciais ruins ao tratamento. Em um quadro de depressão de menor complexidade, o próprio clínico geral pode dar o diagnóstico e o tratamento. Até porque não haveria especialistas no mundo para tratar toda a demanda de pacientes com depressão. Por isso, teoricamente, todo médico com visão ampla de saúde tem a capacidade e a necessidade de acolher e acompanhar esses casos mais cotidianos. Na prática, vemos muitos geriatras, clínicos, cardiologistas e ginecologistas com um bom tato para essas questões, sendo boas opções iniciais na dificuldade de uma avaliação mais especializada.

O médico pode, a qualquer momento, indicar a avaliação de um psicólogo para complementar a abordagem com psicoterapia. O sentido contrário também é possível. Muitos pacientes buscam ajuda inicial do psicólogo, que pode auxiliar no diagnóstico e no tratamento psicoterápico, encaminhando, a qualquer momento que julgue pertinente, para a avaliação de um médico para auxiliar no diagnóstico diferencial e discutir um tratamento medicamentoso associado.

Muita gente tem preconceito contra o diagnóstico e o tratamento psiquiátrico ou psicológico; isso vem de questões culturais, históricas e de educação em saúde. Antigamente, associava--se esse tipo de abordagem com doenças mais graves e debilitantes, como as psicoses, os transtornos graves de personalidade, os usuários de drogas ou mesmo formas exuberantes de bipolaridade, e assim criou-se o mito de que a psiquiatria trata de loucos e desequilibrados. Isso é atualmente uma grande bobagem. O tratamento especializado pode ser feito contra quaisquer formas e níveis de adoecimento emocional. Tanto medicamentos como psicoterapia são formas absolutamente consagradas para a abordagem dos quadros depressivos de intensidade leve, moderada ou grave, sendo o especialista apto e adequado para abordar todos eles. O preconceito limita a busca de ajuda, atrasa o diagnóstico e sua aceitação, devendo ser combatido em todas as esferas do conhecimento a fim de reduzir o estigma e o peso social tanto do diagnóstico como do tratamento.

A escolha do médico e do psicólogo depende de vários aspectos, nem sempre à mão do paciente. O profissional ideal é aquele com conhecimento e experiência na apresentação e nas variações da depressão, que passe segurança, que desenvolva uma parceria empática e mostre disposição para um seguimento longo potencialmente marcado por oscilações e necessidades de ajustes clínicos. Nem sempre esse profissional está à disposição em todos os contextos. Infelizmente, a cobertura de doença mental pelo SUS (Sistema Único de Saúde) está ainda bastante aquém do que se espera em termos de estrutura e material humano, principalmente em algumas regiões do país. Muitas vezes, o paciente fica desamparado ou é atendido pelo sistema público ou de convênio, não tendo a possibilidade de escolher o perfil de profissional que melhor atende suas necessidades.

Seja como for, a iniciativa de buscar ajuda é um primeiro passo ativo para o enfrentamento. Sabemos que o primeiro passo, mesmo que a caminhada seja longa, é o mais importante. Quebrar a inércia da aceitação dos sintomas e partir em busca de um novo resultado é um claro sinal de mudança de paradigma, significa uma atitude, um chamado ao cérebro saudável para a luta, com reforços com experiência e conhecimento para auxiliar na resolução do problema.

Certa vez, eu estava dando uma entrevista sobre depressão para uma rádio, quando recebi uma pergunta que me surpreendeu um pouco, uma pergunta realmente interessante, que me fez refletir sobre um ponto relevante e pouco discutido. A jornalista perguntou: "Leandro, mas porque devemos tratar a depressão? Se nada for feito, será que ela não pode passar sozinha, com o tempo?"

Interessante a dúvida, possivelmente ela já tinha refletido sobre isso. Em medicina temos a tendência a querer tratar tudo, intervir, modificar, fazer alguma coisa. É curioso notar, no entanto, que algumas patologias realmente melhoram sozinhas, seja "com", "sem" ou "apesar" do médico. Lembro que meu pai (que era médico também, falecido em 2006) dizia assim: "Se não tratar a gripe, ela só sara em sete dias! Se tratar, ela sara em uma semana", ou seja...

Mas com a depressão não funciona assim. A evolução é muito variável, alguns pacientes vão manter os sintomas por anos, podendo piorar, apresentando ideação e até tentativa de suicídio, outros vão, sim, melhorar espontaneamente, mas isso pode demorar meses e gerar perdas, condutas e decisões inadequadas, que trarão muitos problemas a longo prazo. A verdade é que a história natural da depressão não costuma ser nada boa, não vale a pena pagar para ver.

De modo geral e simplista, a maioria dos episódios terá começo, meio e fim, durando geralmente alguns meses e melhorando em algum momento. Porém, nada garante que, durante esse período, o pico negativo dos sintomas não acarrete destruição familiar, pessoal, profissional e social. O tratamento visa encurtar a doença, reduzir sua intensidade e evitar complicações, até mesmo a morte. Sem tratamento, alguns vão inclusive evoluir para abuso de substâncias, abordando seus sintomas de forma inadequada e amplificando a morbidade e a mortalidade da doença.

Reconhecimento, busca de ajuda e tratamento. Esse é o caminho; errar nesses pontos iniciais é bancar um risco desnecessário, jogar contra as possibilidades, sem as rédeas da evolução. Essas etapas iniciais devem ocorrer da forma mais rápida possível, pegando a depressão de preferência ainda filhote, menos arraigada, com a vida do portador menos modificada. Tratando logo e de forma abrangente, trataremos menos.

Além do médico e do psicólogo (que formam a base da equipe de enfrentamento), outros profissionais podem ajudar, como educadores físicos, terapeutas ocupacionais, nutricionistas, etc. Em alguns casos, um *coach*, líderes religiosos compatíveis com a crença e o engajamento pessoal do paciente, assistentes sociais e advogados especializados também podem ajudar.

O passo em direção ao tratamento é uma demonstração de que o paciente quer melhorar, é o primeiro "não" bem dado que a depressão vai ouvir, um ato de empoderamento diante da doença, a recusa por ganhos patológicos e a busca ativa da melhora, mesmo que custe energia, tempo e eventualmente dinheiro.

A equipe vai traçar uma estratégia de curto, médio e longo prazos. A meta do tratamento é, além de evitar complicações, trazer novamente o paciente à normalidade. É fazê-lo recuperar a energia, voltar a sentir prazer, reduzir a tristeza patológica, fazê-lo enxergar vida na vida, olhar o presente com positivismo e o futuro com otimismo, apegando-se e se engajando de forma mais saudável com a família, o trabalho, o estudo e a sociedade como um todo. O paciente bem tratado não será sempre feliz, mas terá condição de sê-lo. Não será sempre alegre, mas reagirá à dor com limite e proporção. Nem sempre achará que a vida vale a pena, mas acreditará, de tempos em tempos, que ela foi um presente e merece ser tocada adiante. Enfim, a meta é trazê-lo à normalidade, em congruência emocional com a vivência, dar-lhe habilidade e jogo de cintura para enxergar valor naquilo que tem e esperança naquilo que pode conquistar.

3º passo: Mude seu estilo de vida

Antes de adentrar o tratamento psicoterápico e medicamentoso, gostaria de discutir mudanças de estilo e forma de viver. Esses são conceitos abrangentes de reversão e prevenção da depressão. Considero esse o verdadeiro tratamento. Aqui, sim, discutiremos o grito de socorro da depressão e o legado que ela deixará ao seu portador: novos hábitos, novo comprometimento com seu corpo e sua mente, nova forma de refletir e se relacionar com a vida.

Toda doença, por mais cruel que seja, deixa um presente ao portador. Coloca-o no protagonismo de sua existência, convida sua mente à reflexão de prioridades. A saúde plena por vezes nos afasta de nós mesmos; estamos bem, vamos à luta brigar por projetos e conquistas de terceiros, vamos combater fora dos limites pessoais, vamos nos empenhar em grandes e ambiciosas batalhas mundiais, mas esquecemos de cuidar do nosso jardim. O poder da saúde é fantástico, mas nos torna negligentes, iludidos, nos deixa com uma sensação de onipotência, de eternidade, de indestrutibilidade, nos convence da mentira de que dará tempo de fazer tudo, de resolver a vida depois. Não dará! Sem o cuidado de si e do perímetro mais justo, mais próximo, a fortaleza está fraca. Sem boas relações pessoais, sem patrimônio afetivo e social, sem humildade de se enxergar humano, falho e mortal, de nada valerão a saúde e os projetos faraônicos. A felicidade nos escapa mais a cada passo que damos para longe de nós mesmos.

Quando estamos saudáveis, joviais e produtivos, nos iludimos. Como um bom e confiante lutador que passa a dançar e balançar na frente de seu oponente, que derruba a própria guarda como ato de menosprezo e chacota, mostrando ter controle absoluto da distância, da esquiva e mesmo da absorção de um possível golpe. Resultado: a depressão entra no queixo, mostra as estrelas e nos derruba na lona.

Quando falo de estilo de vida, estou falando de uma quantidade absurda de questões de rotina, ritmo e interações. Aqui entra o exercício físico, o processamento social, as prioridades de vida, a velocidade dos afazeres, a administração de problemas e conflitos, a alimentação, a exposição solar, o ritmo de sono, a determinação de projetos pessoais, a implementação de limites de privacidade e autonomia, o desenvolvimento espiritual, entre muitas outras questões.

Estilo de vida é tudo: é como vivemos e como nos portamos diante do mundo. É uma mescla de conhecimento, essência pessoal e bom senso. Como este livro não pode ter 5 mil páginas, vamos discutir alguns pontos principais, mas que fique aqui minha sugestão para que você leia outros materiais e reflita sobre outras formas de pensar a vida, compondo sua receita pessoal de felicidade com simplicidade, humildade e dinâmica flexível, empática e acolhedora.

O segredo da felicidade

Antes de falar da mudança de hábitos propriamente dita, gostaria de discutir um pouco o conceito de felicidade.

Redefina o conceito de felicidade

Ser feliz é complicado. Esse tal de verbo "ser", aliás, dificulta qualquer definição, já que as vivências são dinâmicas e os estados emocionais também. Não existe felicidade constante, até porque isso não seria ser feliz. Se somos sempre felizes, não existe contraste, existe linearidade e costume, o cérebro não percebe a diferença. Dizer que alguém é sempre um pouco feliz é sinônimo de dizer que esse alguém é um pouco infeliz também, já que felicidade não tem limite, sendo só uma questão de ponto de vista, tipo copo "meio cheio" ou "meio vazio".

Felicidade para o cérebro é pulso, é incremento, é salto emocional, ela ocorre e cessa, deixando um gostinho de quero mais, que nos move adiante, caçando aqui e ali. É como se o nosso mapa biográfico de felicidade fosse um desenho de pontinhos sequenciais. Felicidade é vivência e expectativa, isso é fundamental entender; a possibilidade de ser feliz já é felicidade, por isso o otimista vive melhor, pois não rifa sua expectativa por pouco. Ao mesmo tempo, olha que complicadinho isso, o excesso de expectativa torna a vivência menor, mais frustrante. Quem tem expectativas mais controladas e reais acaba se surpreendendo positivamente com mais facilidade.

Sob essa ótica, precisamos cultivar dois elementos no nosso jardim da consciência: viés otimista (positivismo) e controle adequado de expectativas. Parecem coisas antagônicas, mas no fundo elas podem coexistir. Controlar expectativa não é bem pessimismo, mas sim um ato de bom senso e experiência de vida, de quem sabe que o jogo da vida não traz perfeição, que essa prova não dá para gabaritar, haverá arestas, espinhos, entraves, que fazem parte do processo, que surgem para fortalecer, exigir e até mesmo para valorizar a felicidade quando ela aparecer.

Outro ponto importante está aí! Buscamos a felicidade sem conhecer sua face, sem saber como ela realmente é. Por isso a deixamos passar diante dos nossos olhos. Há uma frase em medicina que diz: "Quem não sabe o que procura, não percebe quando encontra". Ela se aplica bem aqui. Passamos a vida em busca de algo que por vezes já temos, como aquela pessoa desesperada à procura dos óculos que já estão no rosto.

Aprendemos errado com a vida. Buscamos o objeto errado e no tempo verbal errado. Resultado: não achamos. Aprendemos que a felicidade é complexa, é um evento intenso, que destoa muito do cotidiano, e assim passamos a buscar as grandes coisas e as grandes realizações. Com relação ao tempo também, aprendemos a buscar a felicidade no futuro, no porvir, no final do arco-íris, depois. Duplo e imperdoável erro.

Ao atribuir felicidade às grandes realizações ou mudanças, criamos vários problemas. Primeiro, grandes realizações carregam grandes expectativas, e isso limita a percepção de felicidade. Segundo, grandes realizações são infrequentes, raras, ocasionais. Merecemos algo mais frequente para não nos esquecermos que talvez sejamos felizes. Outro problema, grandes realizações exigem grandes empenhos, tempo, dinheiro, riscos, problemas, etc. Claro que são muito importantes e podem gerar a tal felicidade, mas sua raridade, custo e perfil de expectativa exigem que tenhamos outra definição, essa decididamente não serve. A felicidade merece uma definição mais singela, leve e acessível. Precisamos de algo mais barato biologicamente.

Desde pequenos aprendemos que passaremos para uma fase mais legal e feliz, e isso gera um problema na conceituação de felicidade. Esperamos que ela venha dentro da máquina do tempo, mas o tempo se esvai, e nada. Recentemente, assisti a uma palestra do professor Clóvis de Barros Filho na qual ele debatia exatamente essa questão. Estamos no ensino infantil, almejando a entrada no fundamental, e então vislumbramos que talvez uma fase mais feliz seja o ensino médio, que oferece mais liberdade e independência. Ao chegarmos lá, passamos a ter certeza de que a felicidade nos aguarda, na verdade, na faculdade, quando vamos estudar aquilo de que gostamos. Doce ilusão, parece que só seremos felizes mesmo quando estivermos trabalhando, ganhando nosso dinheiro e sendo realmente donos do nosso nariz. Que nada, somos atropelados por contas, problemas e queremos mesmo é nos aposentar um dia, quem sabe, e quando esse dia chega somos, na verdade, um muro de lamentações, queríamos mesmo é voltar a ser crianças, lá no infantil, ter saúde e energia, ali, sim, éramos felizes. Cruel roda do tempo. Toda fase é problemática e frustrante, traz na bandeja seu bônus e seu ônus. Nosso grau relativamente constante de sofrimento encontra novos alvos, novas justificativas e novas razões de ser. Por vezes, falta dinheiro, outras vezes falta reconhecimento. Quando não falta paz, falta amor, tempo, esse parece que sempre falta, as faltas alocam mais felicidade em um tempo posterior, quando vamos zerar a vida, mas esse dia nunca chega nem pode chegar. Quando não faltar nada, faltará vida. Sem propósito, sem carência, não existe projeto nem plano.

Passamos o dia de trabalho esperando o final de expediente, é lá que jaz a felicidade. Durante a semana, nos arrastamos com o olhar fixo na sexta, que nunca chega; chega o Natal, mas não chega o fim de semana. De tempos em tempos, esperamos com ansiedade um feriado, uma ilha de possível felicidade, esperamos uma festa, uma viagem, enquanto isso tocamos a vida, olhando demasiadamente para a frente. A felicidade nesse molde nos escapa, porque quando chegamos ela corre. Ancorar a felicidade no futuro é a fórmula da infelicidade. Por vários motivos: primeiro, porque o futuro é probabilidade, não certeza; segundo, que o "eu" que anseia não é o mesmo "eu" que vivencia. Quando chegamos no futuro, já somos diferentes, então projetamos novas expectativas para outro futuro, atrasando eternamente nossa felicidade. É como correr atrás do rabo, o ciclo se perpetua.

Olhando excessivamente para o futuro, esquecemos de rastrear a felicidade no tempo presente. Esse, sim, é real, objetivo, está aqui, mas se demorar demais já era, já passou. E isso acontece direto, somos felizes sem perceber, aí o tempo passa um pouco e percebemos que fomos felizes meio sem ter noção disso. Já deve ter acontecido com você. Vivenciou algo, não deu tanto valor na hora, mas cravou na mente uma memória agradável, de valor emocional feliz, que queria repetir um dia. Está aí! Essa é a cara da felicidade!

A felicidade precisa ser procurada em todos os tempos da existência, dá para senti-la no passado, como memória consolidada, dá para senti-la no presente e é claro que dá para projetá-la no futuro. Mas acredito que nossa maior dificuldade é senti-la no presente. No aqui e agora. E esse é o melhor tipo de felicidade, pois nele cabe intervenção, estamos e sempre estaremos no presente, o resto é elucubração mental. Uma felicidade no presente pode ir para a memória (passado) e ser sentida novamente no futuro. Que tal? Uma felicidade do tipo "três em um". Sei que parece um papo de maluco, coisa de neurologista. Claro que passado, presente e futuro são um espectro da mesma coisa, são farinha do mesmo saco. Mas realmente acho que esse exercício vale a pena.

Para sentir felicidade no presente você precisa se reprogramar, aprender de novo, e monitorar melhor sua vida. Se estiver ocupado demais pensando em ser feliz depois, não será feliz agora, simples assim. O futuro fica competindo com o presente. Porque, se você refletir com calma, perceberá que o presente é o futuro do passado. Hoje é o amanhã de ontem. Logo, o futuro chegou e é hora de ser feliz.

Na minha visão, o conceito de felicidade precisa ser revisto, para que possa servir para alguma coisa. E só vai servir se for algo simples vivenciado no dia a dia, no tempo presente. A felicidade é um breve estado emocional favorável, sentido entre uma respiração e outra, que deve ser estimulado e percebido durante o cotidiano. O que define algo feliz? Simplesmente o fato de você querer um dia vivenciar aquilo novamente. Deu vontade de sentir de novo? Então você foi feliz. É simples assim, corriqueiro assim, fácil assim, não tente complicar. Com esse conceito eu já até me sinto mais feliz agora, escrevendo esta linha e me conectando com você. Como é bom conversar, refletir e viver as sutilezas agradáveis da vida.

Quando pensamos em felicidade, às vezes pensamos na felicidade intensa, orgástica, da grande conquista. Isso é felicidade também. Mas não é a única forma de felicidade, nem a mais frequente, nem aquela que irá rechear minha existência. Preciso da felicidade do copinho de café, da piada boa, do trabalho que deu certo, do sorriso retribuído, do altruísmo de ter feito algo bom para alguém, da ideia idiota que passou pela cabeça e ninguém viu. Com essa noção de felicidade, conseguimos entregar nosso melhor e sentir o melhor do mundo, aqui e agora, pois os momentos não se repetem na vida, mas podem se repetir na mente, se você os vivenciar com presença de espírito e emoção.

Quem perde a capacidade de ser feliz com pouco raramente o faz com muito. Porque para capturar a felicidade é preciso ter a arapuca certa. Estar disposto e engajado; essa conversa de felicidade automática é para poucos. O ser humano médio é angustiado e mais sensível ao desconforto que à paz interior.

Mas será que dá para melhorar isso? Confesso que não tenho certeza, mas tenho me empenhado em tentar. Tenho caminhado pela vida buscando ativamente o que, naquele momento, é sinal de felicidade. Tenho gostado do resultado. Pego minha filha no colo e rastreio felicidade; antes de chamar um paciente novo, reflito: "Quero fazê-lo rir nos primeiros dois minutos de consulta", e me sinto um tiquinho feliz. Tenho tentado explorar as sutilezas no sabor dos alimentos, as sensações causadas pelo sopro do vento, a graça de um acorde bem tocado no violão. Tem um pouco de felicidade em quase tudo — com alguma boa vontade. Quando me pego reclamando e almejando a felicidade no final da tarefa, puxo a minha orelha! Tento rastrear algo positivo que me conecte novamente ao presente. Não é uma tarefa fácil, mas é uma tarefa nobre.

Felizes *aqui e agora* somos melhores, empenhamos mais o nosso cérebro. Não quero viver depois, quero viver isto aqui, com plenitude. Essa é a base do pensamento consciente, o tal do *mindfulness*, da atenção plena, tão na moda ultimamente. Se a felicidade está aqui, gastarei aqui as minhas fichas, minha energia, meu tempo e minhas emoções. Serei aqui no presente um pai melhor, um médico melhor, um amigo melhor e uma pessoa melhor para mim. O cérebro se engaja no local onde julga estar a felicidade. Esqueça um pouco o pote de ouro no final do arco-íris, o ouro é o próprio arco-íris, é o caminho, não o destino.

Gosto muito desse conceito de felicidade de baixo limiar, fugaz, leve e singela, mais dinâmica, frequente e ancorada no tempo vigente. Estando presentes, temos mais memórias, com mais memórias afetivamente positivas temos mais otimismo e fé, mais sensação de bem-estar. O futuro continuará sempre lá, choramingando atenção, trazendo-nos ansiedade e necessidade de atuação e comprometimento. Mas a felicidade precisa estar também aqui, já, pois é urgente e vital. Precisamos valorizar o que temos, a maneira como vivemos e aquilo que nos tornamos. Se isso não é possível, precisamos de transformação.

Enfim, felicidade é evento, é pulso. Como não é linear, de tempos em tempos dará lugar à tristeza, à melancolia, ao tédio, às reflexões, à visita de lembranças dolorosas, às notícias desanimadoras, isso faz parte do processo e da própria percepção de alegria, contrastante. Mas, parafraseando Vinicius de Moraes: "Que não seja imortal, posto que é chama / mas que seja infinita enquanto dure".

A verdade é que não podemos ser completamente felizes, o cérebro precisa de mecanismos potentes de movimentação. Para ir de A a B precisamos buscar algo que não temos, ao qual por vezes damos o nome de felicidade. Estou aqui, estou bem, tenho minhas conquistas, mas quero ser feliz ali, em outra situação, anseio pelo novo, pelo que não tenho. Administrar e refletir sobre o que se tem e como se está não é tarefa muito fácil, não, pois vai na contramão do faniquito que os nossos neurônios têm de buscar dopamina nas transições.

Há um lindo filme que versa sobre essa angústia humana: *Meia-noite em Paris* (2011), do diretor Woody Allen. Gil (Owen Wilson), um bem-sucedido roteirista de Hollywood que está de passagem por Paris com sua noiva, Inez (Rachel Adams), é romântico e sonhador, busca engrenar uma carreira como romancista, é sensível e ligado à arte, vislumbra uma vida em Paris e reflete com saudosismo sobre outras épocas em que a sociedade parecia mais lúdica, mais inspiradora e mais feliz. Seus devaneios artísticos contrastam com a personalidade da noiva, mais pragmática, objetiva e bem menos romântica e sonhadora. Ela personifica (ao lado de outros personagens) o espírito mais americanizado, mais consumista, que valoriza um modo de vida menos poético e menos lírico, mais prático, superficial e contemporâneo. O contraste do casal é o pano de fundo para parte das reflexões do protagonista Gil, que busca sua essência e vivencia seu desconforto e sua insuficiência, colocando parte da culpa no seu tempo e contexto de vida, e vê no passado um alento, um vigor, um lugar mais acolhedor para as amarguras. Em determinado momento, ele diz: "É isso que o presente é, um pouco insatisfatório, pois a vida é insatisfatória".

Mas eis que a vida lhe oferece uma inesperada e fascinante surpresa, uma viagem por um portal no tempo, um passeio pela cidade que ele ama, no tempo que ele ama e com as pessoas mais incríveis da época, escritores, pintores, músicos, dançarinos, pensadores, todos meio malucos, reflexivos e intensos. Gil entra em um carro (um icônico Peugeot 187 Landaulet) durante um passeio na madrugada parisiense e é conduzido para a década de 1920, uma fase romântica e áurea. Essa viagem gera inúmeros encontros, situações e diálogos maravilhosos, fascinantes e reflexivos. Cada palavra importa. Nós nos encantamos com as interações entre o protagonista e diversas personalidades históricas daquele tempo, como Scott e Zelda Fitzgerald, Pablo Picasso, Salvador Dalí, Ernest Hemingway, entre muitas outras que se destacaram dentro do seu ramo de atuação. Lá estão eles, reais, problemáticos e inseridos no seu tempo.

A história é mágica e contagiante. Sentimos o pulsar nostálgico desse passado idealizado por Gil, desejado e enaltecido em detrimento do seu presente insosso e sem vida. Mas qual não é nossa surpresa quando ouvimos atentamente a impressão dos artistas que vivem naquela época! Eles manifestam as mesmas frustrações de Gil. Também se sentem em uma época inferior, pior, menos intensa e menos romântica, queriam ter vivido os tempos áureos do Renascimento, pois ali, sim, valia a pena viver, ali havia felicidade.

Eles também eram nostálgicos e tinham dificuldade em engolir o seu "presente", preferiam vasculhar em outro tempo por uma vida mais digna e onde se encaixariam com mais perfeição. Trata-se de uma história sobre adequação e saudosismo, sobre um passado idealizado que não precisa provar que é bom. Eu lembro que era bom, eu imagino que era bom, eu fantasio que era bom, pronto! Isso justifica em parte minhas frustrações atuais. O presente perde esse braço de ferro, pois ele é real, *online*, não tem edição, não é um apanhado de melhores momentos ou uma retrospectiva bem-feita e filtrada. O presente é contaminado, frustrante, amarrado pelo fio dos acontecimentos, é menos sedutor que o futuro imaginado ou que o passado enfeitado pelo prisma da lembrança ou da imaginação. Muita gente adora o passado, só reconhece a felicidade envolta em folha de pergaminho e cheiro de naftalina. A arte é tentar se apaixonar assim também pelo presente, pois com todos os seus defeitos ele ainda é seu acompanhante fiel e inseparável, seu único tempo de vida e interação, sua única fonte de memória e seu único caminho para um futuro melhor. Dar conta do nosso contexto, do nosso mundo atual, da nossa era de existência é a grande missão da vida.

Já que o mapa biográfico da felicidade é um desenho de pontinhos sequenciais, cabe a você determinar a distância entre eles. Se valorizar apenas a felicidade exuberante, terá uma vida com poucos pontos — ligados, marcantes, mas distantes. Se valorizar a felicidade cotidiana, terá o mesmo desenho com milhares e milhares de pontinhos, uma história mais densa e com melhor definição. Escolha você o tipo de desenho que mais lhe agradar.

Trabalhe sua gratidão
Nada pesa mais na sensação de bem-estar do que a gratidão. A vida não é só um jogo de conquistas, é a valorização do que foi conquistado. Essa é a base do ser grato. Olhar o copo meio cheio, sob a máxima do otimismo, é desviar um pouco o prisma do que falta, valorizando o que se tem. Aprendemos a focar a próxima etapa, a pensar grande, a sermos ambiciosos e a valorizar o que não temos — e isso é um erro. O problema é que entramos em um ciclo paradoxal e infinito de aspirações. Nunca teremos o suficiente, assim a vida é um saco sem fundo, dá para conquistar infinitamente. Sempre dá para ter mais poder, mais dinheiro,

uma casa maior, um carro melhor, uma vida mais luxuosa, mais confortável, mais segura, etc. Nada contra alguma ambição. O desejo de conquista move a humanidade desde que o mundo é mundo. Quem não se lembra da célebre frase, absorvida e imortalizada por Fernando Pessoa: "Navegar é preciso, viver não é preciso". Claro que ela tem diversas interpretações, mas eu a vejo como símbolo da importância conferida ao ato de conquistar e expandir, importância às vezes maior que a da própria vida. Ou mesmo como a afirmação de que um projeto ambicioso ou coletivo pode ter supremacia sobre a vida de um indivíduo. Seja como for, ela representa uma visão contundente do confronto entre a ambição da humanidade e a simples existência de um ser humano.

Olhando para a frente, a necessidade de conquistar é vital, mas a obrigação de se conectar diariamente e agradecer por aquilo que se conquistou é ainda mais vital. É essencial olhar para si e para a própria vida e dar o devido valor aos seus patrimônios. Aprendemos a valorizar o patrimônio econômico, aquele que aparece no imposto de renda. Mas temos muitos outros tipos! Patrimônio cultural, patrimônio de realizações, patrimônio social, profissional, etc. Olhando para si, com olhos de gratidão, você poderá enxergá-los melhor. Por exemplo, a constituição de uma família é um patrimônio: deu trabalho, custou tempo, dinheiro e empenho. Uma família não nasce pronta, precisa amadurecer na alegria e na tristeza, na saúde e na doença. Sem que um seja por todos e todos sejam por um não há família. Uma vez prontinha, meu Deus, pode valer mais que ouro. Suas viagens são patrimônios de lembranças; seus cursos, patrimônios curriculares. Você planta, você colhe. Ninguém pode cobrar amor sem ter se disponibilizado a dar amor algum dia. Todo amor empenhado foi, portanto, aplicado em algum lugar, e pode ser resgatado, às vezes até com juros. Patrimônio negativo também se acumula, e volta galopando vestido de lei do retorno, já ouviu dizer?

Olhe para sua vida e perceba nas sutilezas o que você construiu, perceba que coisas para você corriqueiras e cotidianas são o próximo e mais querido desejo de outras pessoas. Um filho, um emprego, uma casa própria, uma poupança, duas pernas, juventude, fé, alguém que cuida e se importa com você, uma amizade verdadeira, uma lembrança esquisita, uma cicatriz daquelas de se orgulhar, uma vitória, enfim, tem muita coisa que merece alguma gratidão.

Mas vamos refletir friamente. Para que serve a gratidão? Porque sabemos bem para que serve a ambição, mas a gratidão parece algo inútil, meio religioso e de autoajuda. Não concordo. Gratidão é ferramenta de felicidade. É reflexão com potencial antidepressivo. A conquista é efêmera, o conquistado é perene. Ser grato é um ato reflexivo consciente, de busca por algo que já está lá, já ocorreu e merece reconhecimento e recompensa. A gratidão não precisa ser direcionada ao outro apenas, podemos ser gratos à vida, a uma força superior ou mesmo a nós mesmos. Aliás, aqui está o pulo do gato, ser grato a si mesmo. Porque as renúncias e as lutas do passado construíram a pessoa que somos hoje, então agradecer a si mesmo é um ato de elevação de autoestima, um afago no ego, alvo frequente da depressão.

Em outro nível de sofisticação, podemos ser gratos inclusive aos nossos problemas e dificuldades. Nosso amadurecimento se valeu deles; sem dor e sofrimento, somos apenas um vestígio de humanidade. Há uma frase que eu gosto muito, atribuída ao escritor francês Honoré de Balzac: "Nas grandes crises o coração parte-se ou endurece".

Não devemos confundir gratidão com dívida nem com conformismo. Tem gente que considera ter uma dívida moral impagável com cada um que lhe estendeu a mão durante a vida. Da mesma maneira, alguns passam a existência sofrendo porque ajudaram alguém em determinado momento e não tiveram a mesma consideração em troca. As duas sensações são semelhantes e por vezes negativas, corrosivas. Claro que é ótimo retribuir gentilezas, mas sentir-se grato é algo em um plano mais emocional, diferente da mera necessidade de compensação. Fazer algo esperando retorno é tirar parte da nobreza do ato, da mesma forma que receber algo e colocar na cabeça que isso precisa ser devolvido à altura (na mesma moeda) é limitar a beleza do ato alheio. Se houver maneira, momento e desejo de devolução, transforme a gratidão em nova gratidão. Mas procure não ancorar a gratidão em um mero jogo de compensações. Aliás, aproveite sua gratidão sem alvo e devolva ao mundo também sem alvo. Melhor que apenas retribuir é distribuir — eis aí um jeito nobre de quitar essa "dívida" e pingar mais umas gotinhas no seu jardim de felicidade.

Com relação ao conformismo: ser grato é extrair felicidade de vivências, atitudes e conquistas, que devem nos alimentar com mais força para seguirmos adiante, cuidando, administrando e dando o valor adequado às conquistas e realizações. Ter suficiência, sorte e algum carinho pela própria história é a base psíquica do positivismo, um alimento para a disposição e o entusiasmo. Mais um tiquinho de felicidade, de orgulho e da sensação de ter valido a pena.

Mas será que gratidão pode ser forçada, voluntária? Ela não precisaria ser espontânea para valer de verdade? Meu amigo leitor, eis aqui uma pergunta muito relevante. A gratidão precisa, sim, ser real, sentida e verdadeira para gerar alguma felicidade.

Mas não precisa ser espontânea, não precisa nascer do além nem brotar sozinha dos confins da alma. Podemos voluntariamente lembrar o cérebro de pesquisar motivos para ser grato, orientá-lo a dizer obrigado (como fazemos com nossos filhos) e a retribuir a si, aos outros e ao Universo parte dessa gratidão com novos motivos para seguir em frente, em uma onda positiva. A energia precisa seguir adiante, não ser represada nas gavetas mentais. Conseguimos treinar nosso cérebro para quase tudo nesta vida. Com método, empenho e repetição.

Tenha como hábitos frequentes: revisitar seus motivos para ser grato, revisar seu conceito de felicidade e fazer as pazes com o tempo presente.

Seja gentil

Esta não é bronca de pai. É bronca de neurologista, que cuida de cérebros e saúde mental. Precisamos nos reprogramar para a gentileza, só assim o mundo mudará. Aprendemos que ter razão é mais importante, que devemos julgar e combater, não toleramos injustiças. Nada por nós passará! Seremos soldados da nossa verdade, firmes e inflexíveis. Tudo bem, mas antes de mais nada precisamos ser gentis. Pois esse é o caminho da flexibilidade, da humildade, da empatia e de nossa humanidade. Diante de qualquer comportamento e atitude, espere três segundos e pense: existe um jeito mais gentil de fazer isto? Se houver, por favor, faça-o dessa maneira. Isso não significa ser frouxo, perder a razão nem abdicar de seus direitos e convicções. Pelo contrário, é ter certeza de ter transmitido a mensagem com clareza e educação. Nosso mundo padece de falta de gentileza.

Percebo diariamente uma dificuldade de comunicação geral. Sabemos o conteúdo, mas erramos a forma. Respirar, refletir, ajustar o discurso e o comportamento sob o prisma de quem vai receber a informação é fundamental. Ser gentil é ter na manga um sorriso social, um bom-dia sonoro, um olhar acolhedor e interessado no problema alheio, uma vontade consciente de entender os reais motivos do outro, uma busca simpática por uma visão mais positiva dos fatos, mesmo em situações nas quais o que salta aos olhos é algo desagradável.

Odeio formalidades, mas amo diplomacia. Relacionamento pessoal é política e empatia; não é se colocar no lugar do outro com a própria cabeça, mas buscar interpretar o evento com a cabeça do outro, compreendendo suas razões. Temos julgado rápido demais, com informações de menos. Vejo muito rancor e agressividade, principalmente nas redes sociais, nas quais um trecho de informação vira inquérito policial, todo mundo julga, se expressa, destila frustrações. Isso nos contamina, volta-se contra nós e nos deprime. Sem jogo de cintura, hipervalorizamos a perfeição, não toleramos o erro e acabamos por gostar menos da vida e de nós mesmos, pois nós e a vida somos falhos, assimétricos e imperfeitos. Dessa maneira, nossa autoestima escoa para o ralo junto com nossa boa educação.

Quer mudar o mundo? Comece por ser gentil. Parta do pressuposto geral e lógico de que talvez você esteja errado de vez em quando. De que erros podem ser culposos, não ter dolo, de que certas atitudes têm determinantes ocultos, desconhecidos por você. Seja firme, sim, posicione-se, mas mantenha a tranquilidade, pois a maneira como você age contamina seu estado de espírito.

A gentileza deve ser frequente, real e contagiante. Ela desarma, cobra reciprocidade, altera outro cérebro, que altera outro cérebro, e assim um dia a sociedade muda e se torna um pouco menos áspera. Não conheço ninguém que não goste de pessoas gentis.

"Mas, Leandro, isso tudo ajuda na depressão?" Se ajuda a viver melhor, ajuda na depressão.

Reveja papéis e interações sociais

Diga-me com quem andas que eu te direi quem és. Esse adágio é antigo e clichê, mas tem seu fundo de verdade. Recentemente ele foi rejuvenescido pelo palestrante americano Jim Rohn, que ponderou que somos a média das cinco pessoas com quem mais convivemos. Realmente, nosso entorno diz muito acerca de nossa essência, seja pelas amizades e parcerias escolhidas (já que em geral mantemos por perto quem partilha conosco certas visões de mundo), seja pela influência das pessoas que nos rodeiam no nosso modo de pensar e agir.

Somos bombardeados por opiniões, visões de mundo e influências sociais e culturais, e por mais que acreditemos que tudo que pensamos vem de dentro uma boa parte é influência de fora, das informações que deixamos adentrar nosso perímetro. O mesmo vale para nossas emoções; somos camaleões emocionais, puxamos algo do meio e deixamos algo nele também. Esse jogo pode e deve ser revisto de tempos em tempos.

Mas, antes de refletir se você tem recebido boas influências, se você tem partilhado seu tempo e seus ouvidos com as pessoas corretas, proponho outro ponto de partida: será que você tem influenciado bem os outros? Todos somos influenciadores, em maior ou menor grau, pois despejamos por aí nossos pensamentos, modificamos as pessoas, abrindo e fechando seus olhos, orientando suas mentes, trazendo experiência, pontos de vista e formas de enfrentamento dos problemas. Deixamos um pedacinho de nós aqui e ali. Será que você tem influenciado os outros com o que você tem de melhor? Tem feito de quem encontra alguém mais alegre, otimista e mais capacitado para a vida? Quando estamos melancólicos, irritados e negativos, adivinha o que propagamos? O mundo já tem muito disso. Ninguém partilha com os outros o que não tem para si. O problema é que andamos sempre por essas vias que também influenciamos, respiramos esse ar saturado e atraímos pessoas congruentes com nosso estado de humor. O resultado pode não ser bom.

Agora, sim, podemos olhar para o outro. Será que não estamos mantendo relações infrutíferas? Relacionamentos falidos ou insuficientes? Será que não está na hora de renovação, resgates e algum redirecionamento nas pessoas com as quais mais convivemos? Só nós temos as respostas. No caso de desequilíbrio emocional, vale a pena revisar a si e seu entorno, inclusive o papel social que você tem assumido com as pessoas.

Na vida, seguimos alguns roteiros, temos diversas versões de nós mesmos. Por exemplo: desempenho papel de pai, marido, médico, amigo, escritor, torcedor, chefe, empregado, colega, etc. Eu me comporto de forma diferente a depender, em parte, do que se espera de mim. Aqui temos um probleminha. Muitas vezes aceitamos papéis incompatíveis com nossa essência, ou que deveriam ser transitórios, e ficamos amarrados a obrigações e a limites que consomem nosso emocional. Papéis sociais estanques são uma forma moderna de escravidão, e não é nada fácil revisá-los, mas essa é a única saída para nossa mente. Nem nós mesmos sabemos direito quem somos, do que gostamos, como gostaríamos de viver. Imagine seguir um roteiro externo, definido por outro, ficar aprisionado em um modo de vida estável e desconfortável. Muita gente vive assim, em um cárcere emocional, sendo ator, e não autor de sua existência. Fazendo pelos outros, da forma que foi orientada, sem pisar fora do esquadro, sem a verdadeira autonomia e independência psíquica, tolhidos, esquecidos dentro de si — isso não pode dar certo a longo prazo. Precisamos de espaço e de margem de erro. Menos padrões, mais empenho na individualidade.

Eis aqui um tema delicado. Não é fácil mudar a regra do jogo em andamento, há mais gente envolvida, há perdas paralelas em cada mudança de vida que se propõe. Mas vale tentar, mudando algo aqui e ali, criando novos limites de privacidade e autonomia. O grito do Ipiranga não precisa ser tão agudo e retumbante, pode vir aos poucos, com tranquilidade e planejamento, mas precisa acontecer. Não temos tempo, energia e geralmente também não temos dinheiro para tudo. Governar a mente é escolher! Escolha a biografia que quer contar no final da estrada.

Reflita sobre prioridades

Como dito antes, a vida é cheia de cobertores curtos. Nosso comportamento deve ser guiado por prioridades. O tempo se esvai entre os dedos e gastamos grande parte do dia passando urgências na frente da fila da vida. Com isso, negligenciamos nosso principal compromisso: nós mesmos. Vira e mexe escuto pessoas se vangloriando por dar a vida pelos filhos, por colocar a empresa acima de tudo (vestindo a camisa, como dizem), ou por se anularem para um suposto "bem maior". Não acredito em nada disso. Seu corpo é sua morada, sua mente é sua única ferramenta de interação. Se você vai escrever um poema ou derrubar uma floresta é uma mera questão de atividade cerebral. Por isso, seu cérebro é sua prioridade mor! Antes dos filhos? Muito antes. E do trabalho? Antes. Mas Deus vem primeiro, certo? Não sei. Acho que seu cérebro ainda vem primeiro, pois sem ele não há concepção de Deus. Aliás, nada melhor para agradar a Deus do que você cuidar bem do maior presente divino: essa estrutura aí dentro da sua cabeça, com 80 bilhões de neurônios, trilhões de conexões, capaz de refletir, ponderar e agir, de mudar o espaço ao redor, seja amamentando um bebê, seja iniciando a terceira guerra mundial.

Você é prioridade, pelo simples fato de você conectar todas as coisas que ama, trabalho, família, fé; acaba tudo em você. Por isso, você só conseguirá ser bom profissional, bom pai, bom amigo, se estiver bem física, intelectual e emocionalmente. Senão, vai entregar uma versão meia-boca de si. Por isso, todo investimento em saúde mental vale a pena. Sabe aquela recomendação do comissário de bordo antes do voo decolar? Em caso de despressurização, ponha a máscara de oxigênio primeiro em si. Uma vez seguro e confortável, você poderá ajudar muito mais gente do que se começar a se sacrificar e ficar sem o raio da máscara!

Olhar criticamente para suas atividades atuais é outra medida fundamental para recuperar recursos e empenhá-los em atividades mais sustentáveis e produtivas, com melhor custo/benefício. Escrevi sobre esse tema no livro *Antes que eu me esqueça* (2016), no qual abordei de forma mais pormenorizada algumas teorias e ferramentas de gerenciamento de tempo, como a Teoria dos Quadrantes. De forma bem resumida, podemos dividir nossas atividades usando dois critérios: grau de urgência e grau de importância. Com isso, teremos quatro opções (grupos):

- *Coisas urgentes e importantes* (Grupo 1): Crises, emergências, problemas inadiáveis, etc. Nesse quadrante estão eventos que realmente precisam de intervenção rápida, pois são eventos relevantes. Você consegue reduzir esse quadrante com medidas preventivas e organização. Mas, uma vez que a tarefa adentre esse quadrante, ela deverá ser realizada. São

exemplos: boletos de pagamento, reunião emergencial, entrevista de emprego, projetos com data marcada, etc.
- *Coisas não urgentes mas importantes* (Grupo II): Eis aqui um grupo que merece reflexão e intervenção contínua, pois contém várias coisas importantes para o indivíduo, como um curso novo, atividades de lazer, uma viagem muito desejada, um encontro com um amigo querido, o aprendizado de uma nova língua, o desenvolvimento de um esporte ou instrumento, e por aí vai. São eventos muito importantes para a realização e satisfação pessoal, mas não são urgentes, por isso são continuamente negligenciados. Como consomem tempo, energia e dinheiro, ficam na fila, esperando a gente zerar as urgências da vida e sobrar recursos. Claro que nem uma coisa nem outra acontecem. Por isso, este bloco fica lá, enquanto ficamos de cá, apagando incêndios e resolvendo crises reais e fantasiosas. A missão da vida é dar vazão a esse grupo, investir em projetos pessoais, que nos tornem melhores e mais felizes, empenhar recursos em atividades sustentáveis que gerem memórias de qualidade. Ao fim da vida, você se lembrará e se orgulhará das coisas deste grupo. Para dar conta disso é fundamental evitar que coisas entrem no Grupo I e encolher o Grupo III e o Grupo IV, os grandes ladrões de recursos com baixo retorno.
- *Coisas urgentes mas não importantes* (Grupo III): Perdemos bastante tempo com atividades que vêm fantasiadas de urgência, mas não são importantes para nós. São projetos de terceiros, telefonemas e correspondências inúteis, notícias irrelevantes e repetidas, reuniões não resolutivas, relatórios, burocracias, programas que não agregam nada, atividades cotidianas que exigem tempo e não dão retorno algum, e assim

por diante. Atualmente, tudo vem com ares de pressa, de importância extrema, e esse é um ralo de energia e de tempo. Precisamos filtrar e peneirar nosso hábito de buscar atividades assim. Cientes do problema, podemos organizar, delegar, deixar para um momento mais apropriado, criar um filtro, enfim, encolher esse grupo.

- *Coisas não urgentes e não importantes* (Grupo IV): Este grupo merece uma exterminação, sem dó nem piedade. Se algo não importa e não vem como urgência, adeus. É curioso como empenhamos tempo e energia em atividades assim. Sabe aquele grupo para o qual você não liga a mínima mas continua seguindo, aquela conversa com um corretor de imóveis que quer vender um apartamento que você não tem a menor intenção de comprar, ou aquele telefonema para vender um plano de telefonia que você nunca desejou? Tudo isso cai neste grupo. São atividades inúteis que mantemos por hábito, por educação ou por uma mera curiosidade de saber aonde vão chegar, embora saibamos que não vão chegar a lugar nenhum. Se você tem tempo de sobra, se sua energia está transbordando e se seu dinheiro dá conta de tudo e mais um pouco, OK! Mas se o seu cobertor é como o meu, cubra a cabeça, calce uma meia e siga a vida.

Esse modelinho é interessante e prático. Claro que nem tudo conseguimos classificar e resolver nesse molde. Também é claro que nossos interesses são dinâmicos durante a vida, podendo até mudar de quadrante eventualmente. Seja como for, pergunte-se diante de qualquer atividade: É urgente? É importante para mim? Diante da resposta, reflita se vale a pena ou não assumir tal compromisso.

Em geral, busque aplicar uma conduta mais ou menos assim:

- Grupo I (Crise) → Resolva!
- Grupo II (Metas e Objetivos) → Agende!
- Grupo III (Interrupções) → Delegue!
- Grupo IV (Distrações) → Elimine!

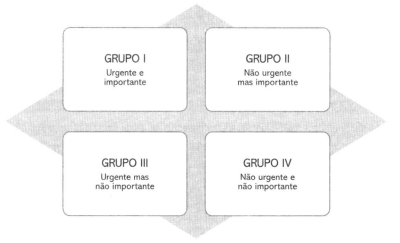

Quadrantes do gerenciamento de tempo, inspirado no livro *Os 7 hábitos das pessoas altamente eficazes*, de Stephen Covey

Não acumule problemas emocionais

A melhor conduta diante de um problema é a sua resolução rápida e eficiente. Claro que isso nem sempre é fácil e possível, também existem problemas que exigem paciência e uma pitada de passagem de tempo para que se resolvam. Por exemplo, o luto pela perda de alguém é um problema irreversível, cujo processamento psíquico de mandará alguma passagem de tempo. Mas temos muitos e muitos problemas que apresentam uma resolução possível, mesmo que com algum custo afetivo. Nem sempre buscamos rápido essa solução.

Vejo muita gente jogando conflitos para baixo do tapete, tirando da frente dos olhos, mas não para longe da mente, e isso não adianta nada. Nosso cérebro fica processando pensamentos mal resolvidos, e o faz de forma espontânea, em segundo plano, contaminando nosso estado de espírito e nosso perfil emocional. Por vezes, ficamos tristes e ansiosos sem identificar um motivo claro. Nesses casos, algumas ruminações mentais podem justificar o estado negativo. Passamos dias, meses e até anos processando mágoas, brigas mal resolvidas, frustrações, ressentimentos, arrependimento, etc. Essas emoções rodopiam na mente e ascendem de tempos em tempos das profundezas da memória para dar um oi, para mostrar que a vida é triste, melancólica, e para tingir o presente, que não tem nada a ver com essa história. Acumular esse tipo de sentimento não é recomendado, ainda mais se você tiver tendência biológica para a depressão. Seria o encontro da fome com a vontade de comer, um cérebro disfuncional, adoecido, com um arsenal de memórias mal processadas, encontrando facilmente um substrato para sentir-se congruente com sua dor.

Problemas emocionais têm diversas origens e causas, mas é fundamental cortar o mal pela raiz, buscar atenuá-los, abordá-los e superá-los antes que se tornem crônicos. Por mais que o tempo seja um precioso remédio para alguns problemas inexoráveis e por vezes insolúveis, ele é um complicador para outros que a gente deixa seguir adiante sem intervenção. Sabe aquela briga idiota que afasta dois familiares? Aquele desentendimento pontual que sepulta uma amizade de anos? Aquela ocorrência mal resolvida que ficou pendente por um probleminha de comunicação? Enfim. O tempo faz mal para muitas resoluções, já que por vezes mantemos a mágoa sem sequer lembrar direito do ocorrido, e não voltamos ao estado anterior por orgulho, vergonha ou mesmo por acomodação.

O gerenciamento emocional exige uma distinção entre problemas, capacidade, coragem e empenho em resolver aqueles passíveis de intervenção, e discernimento para aceitar aqueles cuja resolução não passa por nós. O limite entre um e outro é impreciso. Na dúvida, procure tentar resolver. Se não com atitudes, reflexões e terapia, com mudança de postura. Não conseguimos mudar o passado, mas conseguimos nos relacionar melhor com ele, entendê-lo melhor, sob outros pontos de vista, o que nos permite seguir adiante. Desobstrua sua mente, resolva logo as coisas, pegue o telefone, converse, escute, aceite desculpas, desculpe-se com rapidez, aceite as imperfeições das relações humanas. Pode sentir rancor, claro, mas não o alimente dentro de si. Procure, na medida do possível, matá-lo de fome. Quando não houver solução, resta a resignação e a resiliência (dois preciosos Rs do enfrentamento). Falaremos sobre eles adiante.

Há um ditado antigo, atribuído a diversos autores, que diz mais ou menos assim: "Guardar ressentimento é tomar o veneno e esperar que a outra pessoa morra".

Acumular conflitos e processos mentais problemáticos é um bom caminho para o adoecimento. Caos gera caos, e isso vale para a vida como um todo. Manter um ambiente de paz e harmonia é fundamental para o mundo exterior, mas também para o mundo interior.

A Teoria das Janelas Quebradas, organizada por James Wilson (cientista político norte-americano) e George Kelling (criminologista), tomou corpo nos anos 1980.

Apesar de controversa, ela nos ajuda a entender um pouco da dinâmica da desordem. Ela foi inicialmente concebida para avaliar o comportamento de vandalismo e criminalidade, mas serve para a reflexão de alguns pontos interessantes e mais amplos da mente humana. De forma simplista, essa teoria afirma que, se tivermos um edifício e eventualmente uma vidraça for quebrada (por qualquer motivo), a presença dessa perturbação (sem reparação) elevaria o risco de futuras ações de vandalismo, que poderiam ser sequenciais e progressivas.

Esse pequeno parágrafo evidencia uma reflexão sobre uma das bases da criminalidade. Ou seja, diante de um problema (janela quebrada), a reparação deveria ser imediata, ou haveria o risco de uma progressão do comportamento de vandalismo. Isso significa dizer que o descuido inicial pode dar uma impressão de algo malcuidado, abandonado, com medidas de vigilância e correção ineficientes, que não mereça atenção.

Esse conceito foi testado posteriormente em diversos estudos comportamentais, nos quais a cidadania era provocada por um contexto caótico *versus* um contexto impecável. Na maioria dos estudos viu-se que o comportamento era melhor (com mais civilidade) em ambientes mais organizados, limpos e tranquilos. Cuidamos melhor daquilo que aparenta estar bem cuidado! A primeira janela quebrada tolerada gera uma sequência de eventos de desordem.

No caso do vandalismo e da criminalidade, os estudos trabalharam um conceito de segurança pública de cuidado, zeladoria e tolerância zero, mesmo a pequenos delitos. Segundo a teoria das janelas quebradas, essa atitude provocaria uma sensação maior de cidadania e menor de impunidade, ajudando a controlar, em parte, o comportamento das pessoas. A Teoria das Janelas Quebradas motivou uma série de intervenções repressivas na cidade de Nova York, que conseguiu de certa maneira reduzir muito seu índice de criminalidade geral. Ainda assim, existem dúvidas com relação à justiça, a questões humanitárias e à aplicabilidade dessas medidas mais radicais em outros centros e culturas, além da presença de teorias complementares sobre a gênese da criminalidade.

O experimento mais citado com relação a essa teoria é o do carro abandonado, realizado em 1969 sob a coordenação do norte-americano Philip Zimbardo (psicólogo da Universidade Stanford). Nesse experimento observacional social, o pesquisador "abandonou" dois carros (de mesma cor e modelo) em duas regiões diferentes dos Estados Unidos, um no bairro do Bronx, localização pobre e conflituosa de Nova York, e o outro em um bairro nobre de Palo Alto, na Califórnia. Os pesquisadores acompanharam os carros por um tempo. No Bronx o carro logo foi atacado e depredado; levaram tudo que tinha algum valor comercial. Em Palo Alto o carro seguiu intacto, sem furtos ou vandalismo. Até aí, tudo bem. O bairro mais pobre, mais envolto em necessidades primárias, com baixo índice sociocultural e maior incidência de delitos, apresentou o comportamento mais invasivo e violento.

Mas os pesquisadores seguiram com o experimento: após um tempo resolveram quebrar a janela do carro abandonado no bairro mais nobre, o da Califórnia, e eis que o comportamento mudou. Em pouco tempo houve depredação, furto e vandalismo. Com esse resultado sugeriu-se que a criminalidade tinha determinantes relacionados à tolerância e à impunidade da primeira agressão, sendo essa a semente da Teoria das Janelas Quebradas.

Minha ideia aqui não é obviamente discutir sobre crimes metropolitanos, nem abordar questões complexas de segurança pública, mas sim, como você já deve ter percebido, propor uma analogia com nossa mente vulnerável e problemática.

Precisamos reconhecer e trocar nossas janelas quebradas. Pequenos eventos psíquicos tolerados, mas não resolvidos, geram predisposição à sucessão, eventualmente mais grave e progressiva de ocorrências. De tempos em tempos precisamos fazer uma faxina, acionar a zeladoria da mente, fazer nossa manutenção. Muitas vezes, o transtorno é fruto da sucessão de pequenos eventos mal gerenciados, enovelados e desarrumados na cabeça. Desordem gera desordem. A vigilância e a intervenção precoces são medidas preventivas. Antes de o inimigo tomar corpo e exigir atitudes mais drásticas, precisamos de tolerância zero com determinados conflitos. É claro que esse é um conceito teórico e utópico, mas merece nossa reflexão.

O gerenciamento emocional

Agradeço novamente pela paciência. Nessa longa reflexão sobre a felicidade e seus determinantes, passeamos por 6 conceitos de implementação prática na vida de qualquer um, medidas conscientes que devem ser praticadas e repetidas no cotidiano para que o cérebro um dia as automatize, como faz com tudo.

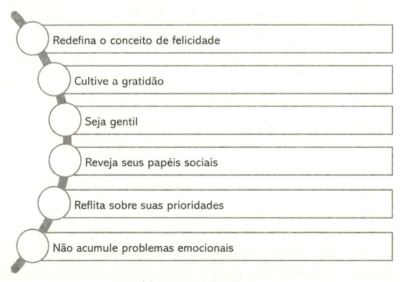

Ajustes emocionais

Dá para treinar autoestima, otimismo, criatividade, alegria, senso de humor, curiosidade. Como o cérebro responde melhor a comandos corretos, se deixarmos as rédeas totalmente ao sabor dos acontecimentos, o rendimento emocional piora.

O simples fato de você começar a se preocupar com os itens citados acima é o início de uma existência diferente. Não que a vida vá se transformar da água para o vinho, mas você viverá e contará sua história de um jeito mais divertido e empolgante, talvez mais feliz. O cérebro faz uma baita força para transformar a vida em algo que merece atenção, apego e cuidado. A depressão joga no sentido contrário, nubla a vida com dor, apatia e desapego. Você precisa aplicar alguma energia consciente nesse cabo de guerra, e sugiro que trabalhe diariamente na crença e no engajamento do cérebro normal. Mas será que isso não é viver uma fantasia? Não é mais digno viver a dor de um mundo doloroso como este? Acho que não. A travessia não é opcional, tristeza não paga boleto, apatia não corre risco; dentro da zona de conforto estamos fora do crescimento pessoal. A vida merece e precisa de um pouco de alegria, tal como o mecanismo de recompensa e compensação, essa injeção de dopamina e adrenalina, a purpurina das endorfinas, a brisa da serotonina e por aí vai.

A verdade é que uma história pode ser contada de diversas maneiras, e cabe um pouco a você decidir qual versão mais lhe agradará. O realismo duro do mundo trará uma existência mais árida, áspera e violenta. A vida sob o prisma da realidade é um projeto fadado ao fracasso. O mundo mental pode ser diferente, pois nele habitam a fé, a motivação, os projetos pessoais, o altruísmo, a cidadania, a busca do prazer, etc. A depressão rouba isso tudo, em maior ou menor grau.

Em *As Aventuras de Pi* (2012), filme adaptado do livro publicado por Yann Martel em 2001, um jovem indiano vive uma grande aventura. Trata-se de um personagem complexo, inteligente e fascinante, que cultua três religiões (cristianismo, hinduísmo e islamismo) e faz uma trágica travessia, testando e exercitando sua força, sua capacidade de superação e sua fé. Engana-se quem pensa que é uma mera aventura fantasiosa, uma história de criança; trata-se de uma grande alegoria sobre a forma de viver, de acreditar, sobre alternativas de enxergar e contar um mesmo acontecimento. Se você ainda não viu o filme, veja antes de prosseguir esta leitura, pois a partir daqui terei que revelar parte da história.

Bem resumidamente, nosso herói sobrevive a um naufrágio no Pacífico. O navio que transportava sua família e vários animais (já que eram donos de um zoológico) afunda durante uma tempestade violenta. Pi se vê em uma situação absolutamente peculiar. Está em um bote, em mar aberto, convivendo com alguns animais selvagens ou parcialmente domesticados: uma zebra ferida, um orangotango, uma hiena e um tigre-de-bengala. Isso mesmo. Cada personagem tem sua identidade e personalidade e luta pela sobrevivência do seu jeito, segundo sua natureza. Nessa relação conflituosa, a hiena mata a zebra ferida e o orangotango; por fim, o tigre mata a hiena. Seguem no bote nosso querido Pi e o tigre-de-bengala, de nome Richard Parker. O convívio não é nada amistoso, a natureza do tigre é selvagem; não bastasse a violência ambiental, havia ainda uma relação de medo e perigo entre Pi e o tigre. Com o passar dos dias, e foram mais de duzentos dias à deriva, lutando pela sobrevivência, a relação entre os dois amadurece, e o respeito mútuo e a jornada em comum criam um elo afetivo atípico e improvável entre Pi e Richard Parker. O sol, a fome, os animais marinhos, a solidão, toda a agressão faziam a relação entre eles evoluir para um tipo especial de amizade, sendo a presença do tigre um evento necessário para a sobrevivência de Pi, um antídoto contra o abandono da causa. A história prossegue com outras dezenas de alegorias e metáforas incríveis, até que Pi chega em terra firme, separa-se de seu amigo tigre e acaba por ser resgatado.

O filme conta uma história inacreditável, de um menino colocado em confronto com sua própria fé, à deriva em condições absolutamente inóspitas, sofrendo de todas as formas e sobrevivendo graças ao vínculo emocional à mais improvável das criaturas para se ter dentro de um bote em alto-mar. Ao final, o tigre parte para dentro da mata sem sequer olhar para trás, segue sua natureza e parece perceber que a relação com o menino já cumpriu seu papel. Ouvimos e vemos a história contada pelo próprio Pi, já mais velho. Temos o seu ponto de vista. E existe tanta empatia e vontade de que seja verdade que acreditamos realmente no inacreditável. Esquecemos que tudo isso é estranho demais e impossível para a razão, mas é tão mágico e bem apresentado que nos faz muito bem crer nessa versão.

O filme termina com uma reflexão muito importante, expressando em poucos minutos toda a profundidade contida na narrativa: no hospital, Pi recebe a visita de agentes de uma seguradora que queriam entender o que aconteceu com o tal navio que se acidentou no mar. Pi contou a eles duas versões da história: uma delas era a história relatada no filme, com o tigre-de-bengala, a zebra, o orangotango, a hiena e toda a poética luta pela sobrevivência; a outra era uma versão mais real, visceral e com alguma brutalidade. Nessa versão, o orangotango é na verdade a mãe de Pi, a zebra machucada é um marinheiro com a perna quebrada, a hiena é um cozinheiro do navio. Nessa segunda versão o cozinheiro mata o marinheiro e posteriormente a mãe de Pi, sendo por fim morto pelo tigre, no caso, provavelmente o próprio Pi. Essa segunda versão é muito mais plausível, mas muito mais cruel, agressiva e triste. Teríamos uma luta pela sobrevivência marcada por pessoas que perderam parte de sua humanidade em condições desfavoráveis. Segundo o próprio Pi, as duas versões são similares (tanto faz), pois em ambas o navio afundou, todo mundo morreu e ele sofreu, carregando a dor de perder toda a família, sem chances de se despedir. Nenhuma das versões explica o naufrágio, sendo, portanto, igualmente viáveis para o relatório da seguradora. Pi deixou a critério do inspetor escolher a versão que fosse mais conveniente.

A saga de Pi e sua forma de contar a história é uma grande analogia sobre crenças e versões. Nós acreditamos naquilo que mais nos convence, nos conforta e ajuda a seguir em frente. Ao questionar um jornalista sobre qual versão ele preferia, ele foi enfático em responder: a versão com o tigre! O próprio inspetor da seguradora concluiu seu relatório pontuando que Pi conviveu com um tigre-de-bengala dentro do bote, convencido de que a história com o tigre era mais harmônica e bela. Entre as duas versões, escolheu a mais divina, mais leve, poética, apesar de nitidamente menos provável.

Assim, podemos e devemos refletir sobre a vida. O realismo, a secura e a aspereza da vida real traz histórias tristes, versões pesadas e dramáticas de conflitos e vivências. Precisamos de filtros e formas de olhar para além do sofrimento, esforçando-nos para acreditar em algumas fantasias que surjam a fim de tornar a vida uma trajetória mais tênue. Não é questão de se enganar, até porque muitas vezes não faz realmente diferença prática a forma peculiar pela qual encaramos a vida e o sofrimento. Precisamos propagar bons pensamentos e competir com a dor, enaltecendo o viés da superação, da alegria e eventualmente da fé, independentemente de religião. Pi nos contou uma das mais tristes histórias da humanidade, de um jeito tão mágico e belo que nos fez acreditar, por um instante, em algo extraordinário.

Mudanças específicas nos hábitos de vida

Somos o que fazemos, nossos hábitos nos definem, mas não podem nos fazer reféns. Precisamos sempre revisar nossos hábitos e fazer escolhas mais saudáveis. No caso da depressão, podemos auxiliar um pouco a prevenção e a reversão dos sintomas com medidas relativamente simples, que devem ser implementadas com rapidez, frequência e comprometimento.

Um novo hábito precisa de tempo para se sedimentar; inicialmente, será só uma iniciativa, demandará cuidado e até algum sofrimento, pois veio se instalar em um contexto diferente, mas logo fará parte do seu arsenal que prioriza a saúde e o cuidado de si. Bons hábitos têm efeitos antidepressivos, sendo os principais deles: atividade física regular, alimentação, ritmo de sono, controle de estresse e redução de vícios.

Pratique uma atividade física

A depressão é doença do corpo inteiro. Portanto, nada melhor que cuidar dele também por inteiro. E nada faz tão bem ao organismo como o movimento. A contração muscular, a vitória sobre a resistência, o equilíbrio, a respiração e o sistema cardiovascular, tudo se modifica, ganha vida, energia e saúde. Quando nos empenhamos em nos exercitar, damos um franco recado ao nosso cérebro: queremos viver! Simples assim.

Decidindo-nos pela atividade física já iniciamos um processo de volta à normalidade. Ao nos colocarmos no centro da mente, no protagonismo, como credores do nosso tempo e nossa energia, já alteramos o foco da doença. Até o ato de vestir uma roupa de academia já cutuca nossa autoestima, já provoca aquela vontadezinha de olhar no espelho e buscar um ângulo favorável. Atividade física combina com cor, ritmo e bom humor. Pode não ser nada fácil no começo, ainda mais para alguém depressivo, mas com o tempo o exercício entra no time de atividades reguladoras e estabilizadoras do humor, ajudando a controlar muitos sintomas da depressão. Quando nos exercitamos, liberamos uma série de substâncias com potencial de ação nas nossas emoções, como endorfinas (que têm poder analgésico e de percepção de prazer), dopamina (sistema de recompensa), noradrenalina (disposição) e serotonina (sensação de bem-estar e controle de ansiedade). Mesmo que o cérebro esteja funcionando aquém de sua capacidade receptiva de prazer, a atividade física irá melhorar o desempenho das sinapses mais comprometidas nos transtornos de humor. É um efeito direto, gostando você ou não de se exercitar, mas é claro que escolher uma atividade prazerosa facilita as coisas. Se for algo lúdico, interativo, coletivo, dentro do seu rol de interesse e habilidade, ao ar livre, aí fica perfeito.

Exercitar-se é atividade social, antiestresse e marcada por metas progressivas. Quem se exercita tende a se cuidar e se amar mais, sabe bem o trabalho que deu cada gota daquele suor. O empenho e o sacrifício são pagos com moeda de saúde e autoestima. Você pode até entrar se arrastando, mas geralmente sai renovado, feliz e orgulhoso do que fez por si. Seu corpo é sua morada, seu cartão de visita e sua identidade. Além disso, toda movimentação melhora a circulação sanguínea, aumenta os batimentos cardíacos, eleva transitoriamente a pressão e otimiza a oxigenação do cérebro e dos músculos, aumentando o desempenho de ambos.

Depois do exercício, a sensação de bem-estar associa-se a uma melhora da criatividade e do rendimento profissional, ambos também prejudicados na depressão. Tudo isso ocorre a curto prazo, mas se olharmos a longo prazo veremos ainda mais benefícios. O exercício crônico ajuda a controlar o peso, otimiza o sono, melhora o visual, reduz dores musculares e articulares, melhora o rendimento sexual, reduz quedas em idosos, controla a pressão alta, o diabetes e os distúrbios do colesterol, reduz os hormônios do estresse (cortisol e adrenalina), enfim, causa impacto muito positivo no estado geral de saúde de um indivíduo.

Quando o tipo de exercício é estudado, a ação antidepressiva é consistente em muitos deles, tanto nos aeróbicos, cardiovasculares e funcionais, como nos de musculação, de força contra a resistência, por exemplo. Recomenda-se atualmente que o paciente pratique atividade física pelo menos três vezes por semana, com um tempo mínimo de 45 minutos e sob supervisão. O exercício deve ser personalizado segundo o gosto pessoal, as limitações físicas e, claro, a disponibilidade de cada um. Vale desde uma academia até uma boa caminhada. Muitas pessoas escapam da depressão correndo na rua, dançando em salões, praticando esportes coletivos, nadando e pedalando por aí. Gosto muito de exercícios combinados, que alternam ou complementam força e engajamento aeróbico, pois eles provocam impacto muscular, cardiovascular e de controle de peso. O resultado é um equilíbrio corporal otimizado, com mais osso, massa magra (músculos), menos gordura e mais longevidade com qualidade de vida.

O tempo durante o qual nos exercitamos também pode ser aproveitado para refletirmos sobre nós mesmos, para valorizar nossas qualidades e vigiar nosso corpo. Olhamos pouco para nós mesmos. Durante o exercício, podemos respirar de forma consciente, sentindo o ar entrar mais profundamente, podemos sentir o contrair e relaxar dos músculos e podemos viajar, levando a mente para lugares e momentos de mais prazer e calmaria. Podemos aproveitar para refletir sobre nossa função nesta vida, nos comprometer a hoje sermos melhores que ontem, deixando aqui algo que transcenda nossa existência. Podemos aprender a esvaziar o cérebro e ensiná-lo a se afastar dos problemas. Pode ser útil um trabalho complementar como meditação, ioga, massagens, etc.

Se a atividade ocorrer ao ar livre e perto da natureza, teremos benefícios adicionais. A própria luz do sol tem efeito positivo no humor. Sabe-se, por exemplo, que algumas depressões têm determinantes sazonais e tendem a piorar em períodos mais escuros e nublados (principalmente em países com invernos rigorosos e dias mais sombrios), e a luminosidade natural pode fornecer algo mais que a vitamina D, melhorando eventualmente alguns sintomas depressivos. Estar em meio à natureza também pode ter sua ação positiva, pois estamos constantemente envoltos pelo cinza e pelo concreto, e a aproximação com o verde pode fazer nosso cérebro se sentir menos sufocado.

O desafio aqui é encontrar dentro de si a motivação para começar, a energia necessária para quebrar a inércia e dar início a uma nova atividade. O cérebro depressivo amplifica o sofrimento e apequena o prazer. Ele joga contra, é chato, difícil e teimoso. Mesmo com um turbilhão de benefícios teóricos, falta, em muitos casos, o apego inicial ao cuidado de si, o tiquinho de autoestima que leva a cuidar da saúde, enfim. A depressão deita na rede da mente e descansa de perna para cima, dona de si, atrapalhando nosso belo projeto de enfrentamento. Mas nós somos persistentes também. É fundamental cobrar o paciente, cercá-lo de argumentos intensos e incisivos. É preciso o corpo a corpo de um amigo ou familiar, um projeto de atividade rápido e implantável, com viabilidade de tempo, dinheiro e deslocamento. Gostamos de uma boa luta. Uma psicoterapia pode ajudar também no começo, além dos medicamentos. Assim que a depressão tomar o primeiro soco na linha da cintura, aí é a hora do exercício entrar como um gancho no queixo. Provavelmente, ninguém se curará com uma medida isolada, mas certamente o engajamento em uma atividade persistente será um precioso aliado na atenuação dos sintomas, na prevenção de recaídas e mesmo na vigilância, pois a aderência é um excelente termômetro da sua estabilidade mental. Toda serotonina importa.

Antes de seguir, gostaria de lembrar que o melhor profissional para auxiliar na escolha do exercício é o educador físico, o médico fisiatra ou do esporte. Cuidado com suplementos e substâncias oferecidas sem o adequado suporte profissional, assim como com exercícios feitos com orientação genérica e não personalizada.

Benefícios da atividade física regular
Dedicação a si
Melhora da saúde global
Elevação da autoestima
Secreção de substâncias antidepressivas
Melhora do sono e de dores no corpo
Impacto social
Melhora da disposição

Alimente-se bem

É impossível falar de novos hábitos sem falar de alimentação. Além de vital, a nutrição tem impacto direto em diversos aspectos de nossa saúde física e emocional. A complexidade do transtorno depressivo cria uma relação mútua com nossas escolhas alimentares, é uma via de mão dupla, na qual estar depressivo altera as escolhas e escolhas equivocadas agravam os sintomas depressivos. Entender um pouco esse jogo auxilia a cortar o ciclo vicioso.

Antes de adentrar essa breve discussão, gostaria de frisar que nutrição é uma ciência importante e deve ser também personalizada caso a caso. Cada um tem suas demandas e necessidades, assim como suas intolerâncias e restrições. O ato de individualizar condutas é o caminho mais seguro para um plano de ação consistente, já que existem diversos caminhos possíveis de intervenção. Vivemos uma era de informações gerais e um certo terrorismo nutricional, em que alimentos e condutas alimentares são propostas como a salvação ou a destruição da humanidade, o que causa culpa, dietas hiper-restritas ou assimétricas, capengas e insustentáveis. Para uma orientação direcionada, recomendo fortemente a consulta presencial com um nutricionista ou um médico nutrólogo, ambos capacitados para um diagnóstico diferenciado e uma conduta nutricional pertinente a cada caso clínico.

Buscarei dar aqui algumas orientações gerais, com foco na saúde cerebral e um melhor equilíbrio das emoções. Primeiramente, precisamos entender as funções da comida na nossa vida, e respeitá-las. Além da questão calórica, da necessidade de nos prover energia para nos manter vivos e ativos, a alimentação visa estabelecer nosso equilíbrio interno, sendo fundamental para nos propiciar os elementos necessários para a manutenção da nossa estrutura física e nossas principais reações biológicas. Por isso é essencial estabelecer a quantidade e a qualidade daquilo que ingerimos. A comida também traz questões de controle da saciedade e de gerenciamento afetivo, e seria um erro negligenciar esse aspecto. Por tudo isso, sempre recomendo aos meus pacientes que promovam mudanças com bom senso, mudanças sustentáveis, segundo o conceito de reeducação alimentar: valorizando a questão calórica e a qualidade nutricional dos alimentos, estabelecendo diretrizes que estejam, na medida do possível, de acordo com o gosto pessoal, as bases culturais e a história de vida.

Uma dieta boa para o corpo será provavelmente boa contra a depressão. Comer bem é um carinho consigo; resistir às tentações pontuais e buscar, na média, alimentar-se com tranquilidade e boas escolhas é um comprometimento com o futuro. Evitar radicalismos, opções extremas e medidas passageiras são também boas recomendações.

Não existe uma única e precisa dieta para o cérebro, mas consideramos atualmente algumas diretrizes gerais como mais apropriadas a ele. A dieta mediterrânea parece trazer benefícios cerebrais a longo prazo, auxiliando tanto na prevenção parcial dos quadros de declínio intelectual como na manutenção de um humor adequado. Adicionalmente, esse tipo de dieta parece reduzir o risco oncológico e também ajudar no controle cardiovascular. A base da dieta mediterrânea é o consumo preferencial de frutas, legumes, verduras, cereais, leguminosas, oleaginosas, carne de peixe e frango, azeite de oliva, vinho, leite e derivados. Essa dieta é pobre em alimentos industrializados, doces, carne vermelha e refrigerantes.

Nosso cérebro precisa de fontes adequadas de gordura de boa qualidade — de origem vegetal, de peixes e de sementes oleaginosas —, que ajuda no controle da saciedade, na preservação das membranas dos neurônios e no metabolismo de diversas vitaminas. Esse consumo também reduz o acúmulo de gorduras de má qualidade nos vasos e auxilia na manutenção de bons índices de LDL (mau colesterol) e HDL (bom colesterol). Em destaque, temos o ômega-3, o ômega-6 e o ômega-9, relevantes também para uma boa nutrição cerebral. As gorduras saturadas devem ser consumidas com moderação, pois são predominantemente de origem animal. Elas estão na carne vermelha, no leite integral e seus derivados, na carne e na pele das aves. Em excesso, esse tipo de gordura pode piorar o perfil de colesterol e agravar a aterosclerose (acúmulo de placas de gordura nos vasos). Típicas de alimentos processados e industrializados, as gorduras do tipo trans devem ser evitadas completamente.

Quando falamos em proteínas de qualidade para o cérebro, falamos de peixes, aves, carne vermelha magra (eventualmente), ovos, queijos, entre outras fontes, lembrando que cada escolha traz uma quantidade de gordura associada. Existe um aminoácido que é bastante investigado e por vezes recomendado por médicos e nutricionistas, o triptofano. Ele é um precursor de duas moléculas importantes para o cérebro humano e o gerenciamento do humor: a serotonina e a melatonina (esta bastante ligada também à regulação do sono). O cérebro consegue o triptofano pela dieta, sendo alimentos ricos desse aminoácido: leite e derivados, peixes, outros tipos de carne, amendoim, semente de abóbora, banana, chocolate amargo, feijão-azuqui, ovos. Há também a possibilidade de suplementar o triptofano por cápsulas (geralmente na forma de 5-HTP).

Existe ainda alguma polêmica em torno do uso do 5-HTP e da dieta enriquecida com triptofano contra a depressão. Apesar de alguns estudos demonstrarem um efeito superior ao do placebo, ainda faltam evidências científicas robustas e mais contundentes.

Alguns falam da dificuldade de absorção do triptofano adicional na dieta, assim como da dificuldade de transposição da barreira hematoencefálica (passagem do sangue para o interior do cérebro) de algumas formas desse aminoácido, além de outras dificuldades bioquímicas potenciais. Seja como for, a ideia de usar um precursor de serotonina para aliviar a depressão é bastante tentadora e faz todo o sentido biológico; há boa tolerabilidade e baixos efeitos colaterais. Mesmo assim, é uma questão ainda envolta em alguma controvérsia. Pessoalmente, torço bastante pelo triptofano. Aliás, torço por qualquer coisa que venha somar ao arsenal de tratamento contra a depressão, principalmente se for algo acessível, barato, de fácil utilização e bons resultados. Um dos problemas da investigação desse aminoácido é a grande quantidade de estudos de baixa qualidade, sendo difícil garantir sua eficácia ou mesmo a sua ineficácia. Neste momento, ainda não recomendo sua reposição de forma geral, principalmente em detrimento de um tratamento mais incisivo e certificado cientificamente. Mas respeito quem faz uso dessa terapia sob orientação especializada e com seguimento. Tenho visto, na prática clínica, alguns casos leves de depressão que parecem evoluir bem com ela, e outros que parecem não responder nada ou quase nada a essa terapia. Mas a ciência não caminha pautada em impressões pessoais, e sim em evidências científicas robustas, recorrentes e reprodutíveis em vários níveis de investigação. Aguardo ansioso a evolução científica sobre o tema.

Com relação aos carboidratos, eles são uma grande paixão do nosso cérebro. Mas nem toda paixão acaba bem; apaixonados, somos ingênuos e metemos os pés pelas mãos. Existe muita evidência de que o excesso de carboidratos pode ser deletério à saúde a longo prazo, principalmente nas suas formas mais calóricas e de índice glicêmico mais alto, como o açúcar refinado. A despeito dos doces e dos alimentos ricos em farinha branca causarem um prazer rápido e intenso ao nosso cérebro, eles não devem ser considerados aliados contra a depressão, pois sua ação é efêmera, fugaz, e muitas vezes seguida por frustração e piora do contexto emocional. Não tenho nada contra um escape aqui e ali; claro que o doce faz parte do nosso arsenal afetivo, social e dá um prazer característico que pode e deve ser usufruído de tempos em tempos, mas não como rotina, como base da nossa alimentação. Além de muito calórico, o carboidrato comum gera uma saciedade fugaz, pois estimula intensamente a secreção de insulina. A longo prazo isso pode levar a descontrole de peso, aumento de gordura visceral (no abdome), desequilíbrios metabólicos e eventualmente a doenças, dependendo do perfil genético de cada pessoa. Recomenda-se a utilização do carboidrato com alguma moderação, sendo preferíveis as formas integrais e associadas às fibras, que melhoram o tempo de absorção, de saciedade, e reduzem o índice glicêmico. São alimentos ricos em carboidratos: pães, bolos, bolachas, doces em geral, arroz branco, macarrão, batata, alimentos ricos em farinha branca, entre outros. Perceba que, assim como as gorduras e as proteínas, existem os carboidratos mais saudáveis e os menos saudáveis. Na dieta cotidiana, prefira a energia das formas mais saudáveis, pobres em açúcar, com baixa industrialização, sem excesso de farinha e com bom perfil nutricional (preferencialmente enriquecidos de vitaminas, fibras e outros elementos).

Além de boas fontes de gorduras, proteínas e carboidratos, sempre recomendamos, para uma boa saúde física e cerebral, o consumo de alimentos com cálcio, magnésio, boas fontes de vitamina do complexo B (B_1, B_3, B_6, B_9 e B_{12}) e zinco, entre muitos outros. Prefira sempre uma dieta variada, natural, colorida, feita basicamente com comida de verdade.

É curioso notar que a depressão normalmente leva o paciente a fazer escolhas alimentares ruins, seja por baixa ingestão (dada a perda de apetite), seja por consumir alimentos com excesso de açúcar e gordura, que ativam seu mecanismo de recompensa. O alimento pode servir como compensação emocional, como ferramenta de controle de frustração, gerando uma relação patológica e levando a complicações clínicas potencialmente perigosas.

Ainda sobre o tema da alimentação, é preciso ter muito cuidado com o abuso de substâncias psicoativas, como o álcool. Pessoas com sintomas depressivos são vulneráveis a esse tipo de abuso, pois o álcool pode funcionar como um atenuador do sofrimento psíquico. Elas ficam mais expostas ao risco de alcoolismo, acidentes e suicídio.

Cuidados com a alimentação na depressão
Ajuda com orientação individualizada
Boas fontes de gorduras, proteínas e carboidratos
Alimentação com base da dieta mediterrânea
Alimentos ricos em triptofano
Cuidados com excessos e prazeres alimentares efêmeros
Equilíbrio em elementos como vitamina B, magnésio, vitamina D, zinco e cálcio
Atenção para o uso excessivo de álcool ou outras substâncias psicoativas

Mantenha o sono em dia

Alterações de sono são muito frequentes nos transtornos depressivos, seja com redução da capacidade de sono (mais comum), seja com aumento (menos comum). Abordar essa dificuldade é importante para que o paciente apresente melhora do quadro de humor, seja com mudanças comportamentais, que chamamos de higiene do sono, seja com medicamentos. Dormir mal gera uma cadeia de eventos que piora a condição clínica e emocional, provocando ainda mais irritabilidade, tristeza e problemas de concentração.

Cuidar do seu sono é uma importante medida de prevenção e combate aos transtornos de humor. Para isso, é fundamental ter bons hábitos e dedicação. Atualmente, muita gente não dedica tempo suficiente ao sono, indo dormir tarde demais e despertando cedo, não permitindo que os processos de reparação e organização cerebral se completem. Em alguns casos, o paciente até se dedica, mas não consegue iniciar e manter o sono com qualidade, o que configura o quadro de insônia.

Durante o sono saudável uma série de processos ocorrem, como reparação de tecidos, secreção de hormônios, organização do sistema imunológico, redução da atividade cardiovascular, relaxamento muscular, entre outros. O cérebro passa por fases de menos atividade, nas quais diminui um pouco seu ritmo, e por fases de maior atividade, quando coloca ordem na casa, organizando memórias, fazendo testes emocionais e otimizando sua *performance* para o dia seguinte. A fase mais ativa para o cérebro durante o sono é a fase conhecida como sono REM (sigla de movimento rápido dos olhos, em inglês). Essa fase ocorre diversas vezes à noite (cerca de quatro a cinco vezes normalmente), com duração variável, sendo geralmente maior na segunda metade da noite. Durante o sono REM ocorrem os sonhos, que são vivências internas e fantasiosas, compostas por uma mistura de memórias costuradas com componentes emocionais.

Depois de uma boa noite de sono, normalmente acordamos reparados, aptos a começar um novo dia, com disposição, equilíbrio e atenção. Para que uma noite seja considerada boa, precisamos de duração e qualidade de sono. O tempo necessário de sono varia de pessoa para pessoa, mas acredita-se que algo ao redor de oito horas seja o mais saudável para um adulto. Sabe-se que crianças e adolescentes têm uma necessidade de sono maior, assim como grávidas e pessoas que se recuperam de algum problema mais sério de saúde. Idosos geralmente têm tempo de sono encurtado, pois dormem e despertam mais cedo, sendo que por vezes apresentam necessidade de um cochilo à tarde, um padrão que chamamos de bifásico (em duas partes). Além de duração, é preciso que o sono tenha uma boa estrutura, que a pessoa passe tempo suficiente em fases profundas e que não haja muitos despertares durante a noite.

A depressão pode alterar o tempo de sono e também sua arquitetura. Após noites maldormidas, os sintomas físicos e psíquicos da depressão podem piorar, fechando um perigoso ciclo vicioso. Privados de sono, ficamos com mais fadiga, mais irritados, impacientes; muitos se sentem mais ansiosos, passam o dia com baixo rendimento, redução da memória, da criatividade, da concentração, o que aumenta o risco de falhas e acidentes, seja no trânsito, seja em casa ou no trabalho. Quem dorme mal tem mais dores de cabeça e musculares, sente mais tontura e passa o dia lutando contra a sonolência, liberando mais cortisol (hormônio do estresse). A médio e longo prazos, a falta de sono culmina em piora das doenças cardiovasculares, agravamento de problemas metabólicos (como diabetes e alterações do colesterol), e pode elevar o risco de obesidade e alterar a *performance* da imunidade (predispondo a pessoa a infecções oportunistas). Acredite, dormir é um ato essencial à manutenção da vida. Para se ter uma ideia, se parássemos completamente de comer e de dormir, provavelmente morreríamos primeiro pela falta de sono. Claro que isso é praticamente impossível, pois o corpo cairá mesmo involuntariamente no estado de sono quando ele for insuportável. Dormir é fundamental para que possamos manter nossa lucidez e a clareza de nossas ideias. Pessoas privadas de sono de forma intensa podem apresentar comportamento agressivo, visões e pensamentos psicóticos, como numa psicopatologia grave. Outro aspecto importante é que a falta de sono também pode precipitar polarizações em pessoas com transtorno afetivo bipolar, com risco de episódios de mania (exaltação do humor), que por sua vez reduz ainda mais a capacidade de dormir.

Dada a importância física e mental do sono, eu o considero um dos alicerces de promoção da saúde, sendo relevante para pessoas depressivas ou não. O ciclo de sono e vigília é comandado por diversos fatores, sendo que podemos ajudar ou atrapalhar muito caso não nos empenhemos corretamente.

Seguem algumas dicas gerais de higiene do sono:

- *Ambiente do sono:* Dormimos melhor em ambientes acolhedores e calmos. Invista no controle de som e temperatura, luz baixa, decoração leve, bom colchão (tamanho e estrutura), travesseiro e roupa de cama, etc.
- *Mantenha regularidade de horário:* Procure ir para a cama e sair dela em horários regulares, sem grande variação, mesmo em fins de semana e feriados. O hábito é um dos mais importantes sincronizadores do sono.
- *Exposição luminosa:* Procure reduzir a emissão de luz diretamente nos olhos próximo do horário de deitar. O escuro estimula a liberação de melatonina, substância importante para desencadear um sono de boa qualidade. Até a luz do

celular pode atrapalhar, e o mesmo vale para outros dispositivos eletrônicos, luz ambiental, televisores, etc. Eis aqui um problema muito frequente na modernidade; abusamos da luz artificial, fazendo com que o ciclo de encerramento da vigília não coincida com o do pôr do sol.

- *Alimentação:* Evite substâncias estimulantes à noite, como alimentos com cafeína (refrigerante à base de cola, café, chá-mate ou chá preto, energéticos, chocolate ao leite, etc.). Opte por alimentos mais leves e em menor quantidade, preferencialmente mais relaxantes e confortáveis (como chá de camomila, cidreira, erva-doce). Deixe os alimentos mais estimulantes para o dia, mas cuidado com o excesso de cafeína se estiver com sintomas ansiosos (julgamos que mais de três xícaras de café expresso ao dia é um excesso em contexto de ansiedade). O uso de álcool para melhorar o sono não está recomendado, pois ele induz um sono de má qualidade, com estrutura ruim, pouco reparador, podendo agravar episódios de apneia e ainda causar desconforto e ressaca no dia seguinte. O risco de abuso de álcool, aliás, aumenta em pacientes com depressão, relacionando-se, inclusive, com comportamento impulsivo e risco agravado de suicídio. A nicotina (presente principalmente no cigarro, no charuto e no narguilé) também tem ação estimulante, não sendo recomendada em hora nenhuma, muito menos antes de dormir.
- *Atividade física:* Os exercícios físicos regulares ajudam o sono, mas não devem ser realizados muito perto da hora de deitar, pois pode haver liberação de moléculas estimulantes e aquecimento corporal que dificultam o início do sono. Recomenda-se encerrar as atividades físicas pelo menos duas horas antes de deitar.

- *Atividades de transição:* É muito importante nos prepararmos para o sono. Entre um dia produtivo e uma noite de sono reparador, devemos implementar comportamentos de transição, atividades mais leves, tranquilas, relaxantes e passivas. Temos o hábito de esperar o sono chegar em vez de nos encaminharmos a ele. Um banho morno, uma leitura agradável, uma música, técnicas de relaxamento e meditação, uma massagem são boas medidas. O corpo precisa se encaminhar progressivamente para um sono de qualidade. Procure ir dormir já com sono, evitando associar a cama com outras atividades que não sejam sono ou sexo. Caso o sono não engrene, saia da cama e mude de ambiente, voltando quando estiver mais sonolento. Isso é importante para condicionar o cérebro, fazendo-o atrelar o ambiente do quarto com o ato de adormecer.

Mesmo com todas essas medidas comportamentais, alguns pacientes ainda precisarão de auxílio adicional para conquistar alívio da insônia. Medicamentos podem ser eventualmente prescritos por um determinado tempo, com o intuito de restabelecer a dinâmica e a rotina de sono (tanto para a dificuldade em iniciá-lo como para mantê-lo durante a noite), o que fará diferença também nos transtornos de humor. Aqui vale um aviso com relação aos medicamentos hipnóticos e sedativos: cuidado com a automedicação, consulte sempre um médico. O ajuste do sono no contexto da depressão é feito de forma bem personalizada, por um prazo adequado, necessitando estar em harmonia com o contexto geral e com o resto da prescrição.

Para os pacientes com excesso de sono é fundamental refletir se esse excesso não é causado por uma noite de má qualidade. Às vezes o paciente acha que está dormindo demais, mas na verdade está dormindo de menos, seja por uma arquitetura de sono desfavorável, seja por transtornos associados, como a apneia do sono, na qual o paciente apresenta roncos e episódios frequentes de interrupção da respiração com pequenos despertares, sentindo-se sonolento durante o dia. Uma vez afastada essa possibilidade, o excesso de sono pode ser atenuado com o consumo de alimentos estimulantes, com rotina de adormecimento mais precoce, com terapia de exposição matinal à luz, com escolha de antidepressivos com características mais estimulantes, ou mesmo com a associação de medicamentos estimuladores, a depender do caso em questão.

Cuidados com o sono nos transtornos depressivos
Atenção para a quantidade e a qualidade do sono
A depressão piora o sono e a falta de sono piora a depressão
Manutenção de uma boa rotina (higiene do sono)
Medicamentos em casos selecionados apenas sob supervisão médica

Controle o estresse

Aqui o caldo entorna, como diria minha avó. Eis o maior desafio da vida: administrar o estresse. Digo administrar porque evitar e se esquivar não é algo possível, nem sequer desejável. A vida com muito estresse é difícil, mas sem ele é impossível. A falta de estresse não causa depressão, é a própria depressão em si. O estresse é a pitada de graça que adentra nossa existência enfadonha e monótona. Sem preocupações, ocorrências, medos, problemas, tensões, pressões, oscilações, somos um poço sem fim de tédio. Precisamos de estresse como precisamos de ar, de água e de amor. Ele é item de primeira necessidade. Definimos o estresse como uma ocorrência que exige mudança aguda de postura, um evento externo ou interno, de natureza boa ou ruim, que cobra uma alteração do corpo e da mente, pedindo mais atenção, mais adrenalina e mais dinamismo. O estresse é bom quando bem dosado, como qualquer tempero.

Há cerca de seis meses fui com minhas filhas para Olímpia. A mais velha com 6 anos e a mais novinha com meses. Para quem não conhece, essa cidade fica no interior de São Paulo e é conhecida por suas águas termais e seus parques aquáticos. Lá fomos nós! Indiquei para minha filha mais velha uma piscina natural, com pedrinhas no fundo, quentinha, parecia uma lagoa, achei que daria pé para ela com folga, sorri e pensei que meu convite era tentador. Ela fechou a cara, indicou outra em que queria entrar, cheia de ondas, repleta de pessoas, com boias gigantes, água mais fria, mais larga e mais funda. Ela buscava o estresse.

Na hora pensei brevemente na vida, achei que ela tinha um pouco de razão. Fazer o que naquele marasmo de piscina sem vida? Vamos trepidar naquela mais agitada, mais caótica, vamos lutar pela nossa sobrevivência e deixar o parque com a sensação de que vencemos. Que venham as ondas artificiais, as boias e os outros turistas que, como nós, estavam ali atrás de alguma adrenalina, de um risco *fake*, mas quem liga?

O grande problema do estresse é a dose, como acontece com qualquer veneno. O estresse do bem é esse que nos atinge de tempos em tempos, que nos cobra respostas e posturas, que nos encontra aptos, dispostos e motivados a responder a ele. Esse estresse eu quero e todo mundo deveria querer também. Ele faz palpitar meu coração e me dá um presente: a chance de mostrar meu melhor. Porque na rotina eu só mostro minha versão básica, contida, aquela que dá para o gasto. O estresse me desafia, solicita minha versão turbinada, aquela do botão NITRO dos carros de corrida de rua.

O problema é que o estresse às vezes vem para ficar. O "modo estressado" é potente mas dura pouco, e essa versão mais intensa é insustentável ao longo do tempo. O estresse do bem é intermitente e eventual; o estresse do mal é crônico, frequente e cobra seu preço em saúde, a moeda mais cara do universo.

Por isso algumas medidas são muito importantes para administrar o estresse do dia a dia:

- *Quantifique:* Problemas têm tamanhos e repercussões, então é preciso cuidado para que a mente não os amplifique, não sofra por antecipação nem por tempo demasiado. Aprenda a dimensionar corretamente a questão, estabelecendo seu grau de urgência e prioridade. Sofremos muitas vezes pela imagem mental do problema, não por sua potência real de danos.
- *Questione quem é dono do problema:* Sofremos muito por problemas que não passam por nós, ou pelo menos não deveriam passar. Diante de um estressor excessivo, pergunte-se se esse problema é realmente seu. Não que você não possa "comprar" problemas alheios, fique à vontade. Mas, mesmo que o faça, precisa ter ciência e clareza de que o conflito não é seu. Esse é um importante mecanismo de defesa e proteção da mente. Estamos expostos continuamente a problemas alheios, que nos atingem e modificam nosso modo de sentir e agir. Cuidado com pessoas que se aproximam e sugam sua energia, despejam suas frustrações e alteram negativamente seu estado emocional. Cuidado com programas de TV que exploram excessivamente a dor e o sofrimento, convencendo seus telespectadores de que o mundo é um lugar cruel e sem

solução. As influências externas perturbam nosso modo de pensar, principalmente se formos mais sensível a elas.
- *Não abdique do seu bem-estar:* Combatemos o estresse do dia a dia com competições positivas e mais tranquilas. Não deixe o copo transbordar para tomar uma atitude, estabeleça uma agenda antiestresse. Reserve um tempo para respirar, meditar, exercitar-se, relacionar-se com pessoas que alteram positivamente seu humor, dormir, brincar, desligar-se dos problemas do trabalho, viajar para outros mundos, momentos e locais, lembrando ao cérebro que existe um jeito mais gostoso de pensar e viver. Nossa mente responde ao que lhe apresentamos com frequência. Se você vive uma guerra, ela pinta o rosto, coloca o uniforme e entra no modo soldado. Se você oferece paz, ela segue de manto branco, cabelos compridos e uma rosa na mão. Temos muitas versões de nós mesmos, e acioná-las no momento certo e pelo tempo certo é mais do que uma possibilidade, é uma necessidade.
- *Preserve a autonomia e a privacidade:* Nossa essência mental precisa ser preservada, protegida, sendo essa individualidade expressa pela autonomia e pela privacidade. Muitas vezes tentarão nos roubar essas duas joias pessoais. Estamos cada vez mais vigiados, controlados, vivendo uma vida de automatismos impostos por outros. Uma de nossas lutas pessoais é exatamente manter o domínio do nosso próprio nariz e manter as bases de nossa essência como organismo único, separado dos outros, independente e soberano. Estabeleça limites claros para que pessoas, projetos e empresas não adentrem o perímetro da sua privacidade. Conserve e reconquiste sua autonomia ou você viverá uma vida de marionete, distante da aplicação de seus projetos pessoais.

Nas ocasiões em que for confrontado com problemas intensos, persistentes e insolúveis, você terá a opção de sofrer eternamente ou exercitar duas ferramentas já citadas brevemente nesta obra: a resiliência e a resignação (os dois Rs do enfrentamento).

- *Seja resiliente:* Em todos os meus livros, reservo um espaço especial para esse conceito. Como todas as ferramentas cerebrais, esta também pode ser mais bem desenvolvida. A resiliência é um conceito roubado da física. É uma característica que se destaca em alguns materiais, que, quando expostos a determinada pressão ou força externa, são capazes de suportá-las alterando sua conformação mas retornando à configuração inicial após cessada a força. É uma característica preciosa. Todos os materiais têm resiliência, maior ou menor a depender de sua composição. Um material de baixa resiliência, ao sofrer uma pressão, altera sua conformação, quebra ou fica marcado eternamente. Um exemplo de baixíssima resiliência é a folha de papel. Ao ser amassada, ela fica marcada, altera-se de modo praticamente permanente, perde sua estrutura original, sinalizando em si todas as agressões que sofreu. Já um objeto com elevada resiliência é uma mola de metal. Ao receber uma força contrária relevante, a mola encolhe. Ao se encolher, ela armazena energia elástica advinda da pressão e, no momento certo, devolve ao mundo essa energia, retornando ao seu estado original. Nossa mente também tem um nível de resiliência. Recebemos pressões e forças externas e internas, e elas nos modificam. Ser resiliente é suportar essas pressões sem perder a essência, a estrutura essencial. É recuperar, depois de cessada a força, nosso modo de sentir, pensar e agir. Mais do que isso, é ser capaz de, ao receber uma força, captá-la e devolvê-la no sentido contrário. A mente resiliente se empodera na adversidade, sofre, enverga, mas não quebra. Sai mais ou menos como entrou, de cabeça erguida e mantendo as propriedades iniciais. Devemos valorizar e buscar desenvolver alguma resiliência com pensamentos de otimismo, trabalho da autoestima, paciência e apego às convicções. Nunca seremos molas, pois mola nem cérebro tem. Mas nos inspiraremos nela nesse quesito pontual. Toda energia pode ser armazenada e convertida em uma forma melhor, sendo expressa na superação. Ninguém será 100% resiliente, já que essa ferramenta é parcial, variável e dependente do tamanho e da intensidade da força que sofremos. A partir de determinado ponto, todo mundo quebra. Cabe a nós nos tornarmos mais resilientes e, na medida do possível, controlarmos a intensidade, a frequência e a duração das forças desfavoráveis que nos atingem. Cuidado para não confundir resiliência com dureza ou falta de flexibilidade, pois excesso de dureza e pouco jogo de cintura é o caminho mais rápido para a frustração. A resiliência está muito mais perto da elasticidade mental do que da rigidez.

- *Resigne-se:* Esse R é nossa cartada final, devemos lançar mão dela quando a situação estiver sacramentada, definida, quando estivermos diante de algo irrevogável, inexorável. A vida está repleta de situações assim. Resignar-se é um ato de aceitação, um tipo peculiar de processamento cerebral, muito importante para não ficarmos ruminando o sofrimento. Antes de aceitar uma situação definida, tentando sempre questionar, argumentar, barganhar, esbravejar, sentimos o peso excessivo do frescor da ocorrência, depois a processamos e seguimos em frente; é uma espécie de digestão. Aprender a aceitar aquilo que não podemos mudar é uma ferramenta fundamental do enfrentamento, pois sem ela custamos a nos recuperar. Sem aceitação, a perda ocorre em um ponto no tempo; o sofrimento perdura, com culpa e melancolia, e ficamos parados na estação da ocorrência, perdendo o trem da vida. Mas será que conseguimos desenvolver resignação? Como não cair no comodismo? Já disse nesta obra algumas vezes e adoro repetir: sim. Dá para desenvolver. O cérebro aprende quase tudo. Basta darmos a ele os argumentos e comando corretos, de forma simples, intensa e repetitiva. Tem gente que estuda alemão e um belo dia está pensando em alemão, sonhando em alemão, dando aula de alemão, veja que coisa esquisita. Dadas as devidas proporções, conseguimos aprender um pouco de resignação. Ela é uma modalidade de humildade, de compreensão da pequenez humana diante da vida, da consciência de se ver como um ser falho em um mundo também falho, impreciso e por vezes injusto. A resignação pode se confundir com conformismo, mas são coisas diferentes. Considero conformismo, no sentido negativo da palavra, como o ato de aceitar algo que se pode mudar. Já a resignação é buscar algum conforto diante de algo imutável, ou cuja resolução provoque ainda mais problemas. Resignar-se de vez em quando é um ato de força muito diferente do conformismo preguiçoso que vemos eventualmente. Ser firme na adversidade é uma qualidade especial de mentes privilegiadas. Em parte, podemos considerar o perdão como um filhote da resignação, sendo ele também de sangue azul, complicado e precioso. O mais difícil na vida não é combater aquilo que podemos mudar nem aceitar aquilo que não conseguimos transformar, mas sim diferenciar uma coisa da outra. O erro de classificação leva a lutas prolongadas, equivocadas e fadadas ao fracasso.

Não perca de vista esses dois Rs do enfrentamento psíquico.

4º passo: Procure uma psicoterapia

O tratamento psicoterápico é absolutamente fundamental na condução de casos de depressão, de todas as formas e intensidades. Esse tratamento pode ser isolado (casos preventivos ou muito leves) ou associado a medicamentos, a depender do contexto e do planejamento terapêutico. A psicoterapia é uma forma estruturada e científica de tratar o paciente pela palavra, através da conversa, organizando seu pensamento, redimensionando seus medos, desfazendo projeções, revisitando memórias, reconhecendo padrões patológicos de sentir e agir e fazendo-o refletir sobre seu potencial no restabelecimento da sua saúde. Um bom psicoterapeuta auxilia o paciente a curar-se de dentro para fora: a mesma mente que adoeceu se reafirma e passa a deter as rédeas do seu comportamento.

A mente humana é suscetível à palavra, por isso existe aí um caminho complementar. Com paciência, empatia e técnica, o psicoterapeuta desfaz novelos, reestrutura a afetividade e pode ajudar muito no caminho da cura ou da estabilização. Existem muitas linhas de psicoterapia, desde a clássica terapia interpessoal até modalidades da linha cognitivo-comportamental, passando por variações, métodos específicos e formatos peculiares que podem ser utilizados ou associados caso a caso. Não vou discutir a fundo as técnicas de psicoterapia, até porque existem obras escritas por gente mais capacitada do que eu nesse assunto tão palpitante, mas os principais estudos clínicos apontam para um benefício consistente na aplicação da psicoterapia na depressão, principalmente quando associada a mudanças no estilo de vida e eventualmente medicação, o que chamamos de tratamento combinado. A percepção de melhora pode demorar de semanas a meses, por isso é fundamental ter paciência e persistência. Recomendam-se sessões semanais ou duas vezes por semana, mas esse ritmo será definido conforme o caso, o momento clínico e a técnica empregada pelo profissional. É fundamental que exista empatia entre o paciente e o psicólogo, ou psiquiatra, que haja confiança, atenção e empenho bilateral em prol de resultado consistente. Nossa mente não muda de uma hora para outra, o trabalho é feito a médio e longo prazos, alterando-se de forma progressiva e recorrente padrões que se instalaram na mente por conta da depressão ou pela própria história de vida. São frequentes oscilações e até recaídas pontuais, e o tratamento visa abordar esses momentos também, com restabelecimento do direcionamento.

O psicólogo traz um ouvido precioso, qualificado, assim como intervenções pontuais pautadas em seu conhecimento e experiência. As reflexões devem transcender as sessões, sendo aplicadas e revisadas no dia a dia, mesmo longe do terapeuta. A sessão acaba e a transformação perdura, sendo sua lição de casa vigiar, refletir e aplicar tudo que foi debatido, assim como atentar para o enriquecimento da próxima sessão.

Claro que o processo de tratamento tem seu custo de tempo, energia e eventualmente de dinheiro também. Mas sua mente é o que você tem de mais importante para cuidar nessa vida, sendo essencial empregar toda ferramenta complementar consistente no tratamento de um transtorno que atrapalha toda a sua *performance* de vida.

Infelizmente, na realidade brasileira, ainda temos um acesso relativamente limitado, elitizado e tardio a esse tipo de tratamento.

Precisamos evoluir muito na valorização do trabalho desse importante profissional, tanto na questão da remuneração como em relação às condições de trabalho e carreira, principalmente dentro do sus e nos planos de saúde.

    Gosto muito da dupla psicoterapia e medicamento. Sei que muitos psicólogos também gostam e até estimulam e encaminham seus pacientes para um seguimento médico conjunto. Creio que juntos somos bem mais fortes contra a depressão. A doença vem completa, não alivia em nada, passa como um rolo compressor sobre a psique e altera o modo de o cérebro funcionar. Negar o tratamento medicamentoso é negar a própria natureza biológica, estrutural, cerebral e bioquímica da depressão, é jogar fora quase um século de conhecimento em saúde e fechar os olhos para importantes evidências científicas. O mesmo vale para quem acredita que o remédio sozinho resolve um transtorno dessa complexidade. Medidas psicoterápicas são importantes, pois o cérebro é um órgão dinâmico, e sua disfunção depressiva não pode ser reduzida a apenas um cabo de guerra de neurotransmissores. Como vimos nos capítulos anteriores, existem fatores de história de vida, traumas mal processados, conflitos emocionais e sociais; a cura não está encapsulada, a resposta precisa ser abrangente e compatível com o fator biológico e o fator emocional contextual.

    Aliás, nesta obra, muito do que debatemos são aspectos de "psicoterapia", pois esse é um termo abrangente e multifatorial. Tudo que nos leva a reflexão e mudanças no modo de sentir, pensar e agir pode ser considerado, em algum grau, psicoterapia. Por isso, existem pitadas de psicoterapia espalhadas pelo mundo, nas páginas de um livro, em um vídeo motivacional, em uma conversa com um amigo carinhoso, no ombro de um companheiro de vida, em guias religiosos, etc. Mas a forma estruturada, profissional e cientificamente provada de intervenção, essa é feita por psicólogos e por alguns psiquiatras, sendo, além de uma bela arte, uma árdua missão que exige muito estudo, conhecimento, sensibilidade, flexibilidade mental e paixão. Tenho profundo respeito por quem se dedica a fazer isso de forma profissional. Tenho também admiração por quem faz isso de forma amadora, no dia a dia, mesmo dentro de suas limitações. Tentar cuidar do estado emocional de alguém é um ato de altruísmo e compaixão. Há uma frase muito famosa e verdadeira, atribuída ao psiquiatra e psicanalista suíço Carl Gustav Jung (1875-1961), sobre essa complicada missão: "Conheça todas as teorias, domine todas as técnicas, mas ao tocar uma alma humana, seja apenas outra alma humana".

5º passo: adote um tratamento medicamentoso

A evolução da farmacologia revolucionou, nos últimos setenta anos, o modo de enxergar e conduzir os transtornos de humor. As mudanças determinadas pelo desenvolvimento dos antidepressivos podem ser comparáveis às mudanças causadas pelo desenvolvimento dos antibióticos, outra guinada muito relevante na história da medicina.

A história dos antidepressivos

Antes da década de 1950, a depressão era vista e tratada de outra maneira. O número de portadores diagnosticados era bem menor que o atual, pois apenas casos muito graves chegavam ao psiquiatra, que detinha como ferramenta medidas de psicoterapia e utilização eventual de substâncias com pouca eficácia e sem muita evidência científica. A depressão era vista como um distúrbio predominantemente psicológico, com questionáveis bases orgânicas.

Tudo isso começou a mudar com o aparecimento de medicamentos capazes de chegar ao cérebro e provocar mudanças perceptíveis na expressão dos transtornos de humor (alívio de sintomas). Nascia uma nova era, a fase da psicofarmacologia e a fase da neuropsiquiatria biológica, mais orgânica. Agora, não só as ferramentas de enfrentamento da doença seriam diferentes, como também sua compreensão causal. Rapidamente a depressão ascendeu ao *status* de doença física, com determinantes internos, biológicos e cerebrais. Passou a figurar entre as disfunções remediáveis, inclusive, assim como o diabetes e a hipertensão, por exemplo. Ela transitou do posto obscuro de doença psicológica, rara e intratável, para doença multifatorial (psíquica e orgânica), muito frequente e potencialmente responsiva a determinados medicamentos.

Essa guinada de paradigma levou a repercussões diversas, culminando em mudanças epidemiológicas. A depressão passou a ser mais estudada e rastreada na população, surgiram novas classificações, ampliaram-se o conceito de espectro de intensidade e as descrições de formas atípicas. Os estudos passaram a discutir teorias que envolviam neurotransmissores, tais como a serotonina (bem-estar), a noradrenalina (energia e disposição) e a dopamina (recompensa e prazer), dado que os medicamentos descobertos agiam exatamente nessas vias cerebrais.

Todo esse *boom* teve início com o advento dos primeiros antidepressivos. Duas classes de medicamentos despontaram como promissoras nessa época: os inibidores da MAO (iMAO — inibidores de uma enzima cerebral) e os antidepressivos tricíclicos. Não é meu intuito aqui discutir de forma aprofundada os mecanismos de ação, nem todos os tipos de remédios e suas aplicações pontuais, mas sim fazer uma breve contextualização histórica e passar informações necessárias para a compreensão básica da aplicabilidade e das limitações da terapia medicamentosa.

Os antidepressivos dessa época foram revolucionários, mas tinham também seus problemas. A eficácia no tratamento era muito boa, até semelhante à dos medicamentos mais modernos, mas os efeitos colaterais eram frequentes e intensos, o que dificultava o manejo da prescrição. Essas primeiras moléculas tinham uma ação mais abrangente no cérebro, modificavam demais outras funções além das envolvidas na depressão. Eram mais inespecíficas, menos seletivas, gerando mais efeitos desagradáveis, como alteração de peso, problemas sexuais, boca muito seca, alterações da pressão arterial, sonolência, tontura e palpitações. Assim, o tratamento ficava mais a cargo dos psiquiatras (especialistas), que tinham mais experiência e conhecimento para utilizar os remédios, que eram disponibilizados a um grupo ainda pequeno de portadores, com perfil de maior gravidade.

Na década de 1980, um novo *boom* aconteceu. Foram desenvolvidas e aprovadas moléculas inovadoras, com uma ação mais específica e setorizada nas vias cerebrais da serotonina (o neurotransmissor mais envolvido com a depressão). Surgiam famosos inibidores seletivos de receptação de serotonina (ISRS). Esses novos medicamentos apresentavam boa eficácia no combate à doença e melhor tolerância, com menos efeitos colaterais, o que facilitava sua utilização. A partir daí houve um aumento importante na prescrição de antidepressivos. Dada a facilidade no manejo clínico, mesmo médicos não especialistas passaram a prescrever essa classe de medicamentos para seus pacientes, com bons resultados gerais.

A substância mais consagrada nessa época foi a fluoxetina, tida como a "droga da felicidade". Esse conceito (sedimentado por ações de *marketing*) é incorreto e impreciso, mas ficou cravado no imaginário coletivo após anos e anos de repetição. Só que nenhum antidepressivo causa felicidade espontânea. Eles apenas capacitam o cérebro a senti-la. Cérebro este, aliás, desabilitado por uma doença avassaladora chamada depressão. O medicamento permite que o cérebro do paciente reaja de forma congruente diante das vivências e de suas memórias, respondendo à tristeza com emoção triste e à felicidade com emoções alegres.

Depois da fluoxetina, outros representantes importantes dessa classe de medicamentos foram lançados. Entre os mais conhecidos, temos: sertralina, paroxetina, citalopram e escitalopram. Esses medicamentos compõem uma das principais famílias de antidepressivos até os dias de hoje, sendo utilizados também no controle dos transtornos de ansiedade.

Mais recentemente, no final dos anos 1990 e início dos anos 2000, tivemos outro incremento farmacológico com o desenvolvimento de moléculas que aumentam a ação da serotonina e da noradrenalina de forma mais seletiva que os pioneiros antidepressivos da década de 1950. Os novos medicamentos — duloxetina, venlafaxina e desvenlafaxina — são chamados de inibidores seletivos de receptação de serotonina e noradrenalina (ISRSN). Essa classe veio com o intuito de reduzir alguns efeitos colaterais e eventualmente melhorar a resposta aos sintomas de apatia e falta de energia, por vezes intensas na depressão.

Além desses grupos clássicos, temos atualmente representantes de outras categorias específicas: bupropiona (que altera a ação da noradrenalina e da dopamina), agomelatina (atua na via da melatonina) e vortioxetina (multimodal que atua em receptores de serotonina), entre outros.

Anos 1950 Primeiros antidepressivos	Anos 1980 Mais seletivos (serotonina)	Anos 1990 Ação dupla (serotonina/ noradrenalina)	Anos 2000 Novos mecanismos de ação

Breve histórico da evolução dos antidepressivos

Dúvidas mais frequentes

Atualmente, temos diversas opções de substâncias e classes de antidepressivos, compondo um arsenal interessante no enfrentamento bioquímico da patologia.

A despeito da história relativamente recente, esses medicamentos foram testados e aprovados segundo estritos critérios de eficácia e tolerância, estando atualmente liberados para o uso clínico em praticamente todo o mundo e sendo considerados alternativas seguras e eficientes pelos principais consensos de psiquiatria e pelas mais sérias escolas e entidades de saúde do mundo.

A diferença na eficácia entre eles é ainda motivo de discussão e investigação, pois são bastante semelhantes nesse quesito, não havendo um medicamento muito superior ao outro em uma avaliação geral. A taxa de resposta é bastante superior à do placebo, que é um comprimido sem nenhuma ação farmacológica relevante. Isso é importante para comprovar que a melhora dos sintomas não se deveu à crença do paciente no comprimido. Os antidepressivos realmente chegam ao cérebro, modificam seu funcionamento e, quando bem utilizados, promovem uma melhora significativa na grande maioria dos pacientes. Cerca de 70% dos pacientes apresentam melhora relevante quando bem medicados.

Os medicamentos antidepressivos funcionam mesmo quando utilizados de forma isolada, sem outras medidas, mas a resposta clínica é melhorada quando se associam psicoterapia e mudanças de estilo de vida. Por isso, quando planejamos um tratamento personalizado, abrangente e duradouro, precisamos sempre lançar mão de diversas medidas paralelas.

Para os 30% de pacientes que respondem pouco ou nada aos antidepressivos é possível fazer mudanças, adaptações, associações ou outras condutas adicionais, utilizando diferentes classes de medicamentos ou lançando mão de terapias complementares não medicamentosas.

A escolha do medicamento inicial para cada caso depende da decisão individual do médico, que se baseia em sua experiência, na disponibilidade do medicamento e na condição clínica do paciente. Essa decisão analisa os sintomas mais intensos, as tentativas anteriores, o contexto médico e o perfil de efeitos colaterais mais frequentes de cada categoria.

Atualmente, temos mais de dez opções de antidepressivos no mercado brasileiro, cada qual com sua dosagem, jeito de tomar, perfil de tolerância, mecanismo de ação, custo, potencial de efeitos colaterais e interações medicamentosas. Podem ser utilizados desde os mais antigos até os mais novos, sendo que alguns pacientes se dão melhor com determinado tipo e outros com outro (variabilidade individual). Os novos medicamentos não vieram para substituir os antigos, mas sim para aumentar o leque de opções, principalmente com relação ao perfil de efeitos colaterais.

Existe ainda muita desinformação e preconceito com relação ao uso dessa classe de medicamentos. A partir daqui tentarei elucidar, de forma objetiva, as principais dúvidas que ouço no dia a dia.

Antidepressivos são "tarja preta"?

Não, nenhum deles. Os antidepressivos são medicamentos "tarja vermelha", ou seja, são prescritos em receituário branco, em duas vias (sendo uma delas original), com identificação do nome e do endereço do paciente e do médico. Qualquer médico pode prescrevê-los, mas sugere-se que seja alguém apto e familiarizado com esse tipo de abordagem e recomendação. Existe muita confusão entre antidepressivos e calmantes do tipo "tarja preta", mas são coisas bem diferentes. Remédios tranquilizantes, tais como clonazepam, alprazolam, diazepam, bromazepam, lorazepam e clobazam, não são antidepressivos. Na verdade, esses remédios "tarja preta" reduzem a ansiedade no momento do uso (calmantes), induzem o sono (hipnóticos), geram relaxamento muscular e controle de atividade epiléptica. Esses, sim, são medicamentos vendidos com receita azul (controlada), numerada e autorizada por órgãos reguladores específicos. Essa confusão é comum, mas não deve ser feita. Os calmantes controlados servem para o alívio transitório e sintomático da ansiedade e da angústia (devem ser usados com moderação). Já os antidepressivos são um tratamento crônico para o transtorno depressivo, devendo ser usados a longo prazo, com efeitos mais adequados, abrangentes e persistentes. Infelizmente, em nosso meio, muita gente ainda trata a depressão com calmantes e sedativos (de forma isolada), que agem apenas como um "anestésico" emocional, sem atacar a causa do problema e privando o paciente de um tratamento mais adequado. O uso crônico de medicamentos "tarja preta" pode levar a um quadro de dependência e a efeitos colaterais específicos dessa família de medicamentos (como sonolência, quedas e esquecimentos). Como muita gente confunde os dois grupos, os antidepressivos acabam levando uma fama que não merecem, elevando o preconceito contra eles. Em casos selecionados, o médico pode optar pelo uso combinado das duas classes, até porque os antidepressivos demoram para agir, e os calmantes podem ajudar em determinados momentos da evolução clínica.

Quanto tempo demora para um antidepressivo agir?
Essa pergunta é de suma importância e tem muita implicação prática. Os medicamentos antidepressivos não agem de imediato, eles demoram um tempo variável (de pessoa a pessoa) para iniciar seu efeito, geralmente entre quatro e seis semanas. O mesmo vale para mudanças de dose. Como o efeito pode vir a ser percebido bem depois desse ajuste, é preciso ter muita paciência e perseverança na conduta para colher os frutos do tratamento. No começo, o paciente pode não perceber mudança alguma ou até sentir algum desconforto clínico ou emocional, devido à presença de algum efeito colateral, já que eles são mais frequentes no começo. Por isso, toda informação é importante no início, para que o paciente não seja surpreendido e resolva interromper o tratamento, e também para que não haja expectativa exagerada nas primeiras semanas. Com tempo e tranquilidade, o médico consegue ajustar progressivamente a dose, minimizando os efeitos da adaptação e ganhando efetividade aos poucos, de forma planejada e sustentável. No caso de efeitos colaterais muito intensos ou fora do previsto, avise imediatamente seu médico para que sejam tomadas as devidas precauções. Em casos peculiares, nos quais a depressão

está muito intensa ou quando algum sintoma está forte demais — dores, insônia, crises de ansiedade, pensamentos recorrentes —, o médico pode associar ao antidepressivo medicamentos de ação mais rápida. Esse tipo de receita combinada, com remédios sintomáticos para trazer conforto mais imediato enquanto o antidepressivo engrena é bastante comum e útil. Com a evolução do quadro, o médico reduz os medicamentos mais agudos e regula o de uso mais crônico. Como se pode perceber, a parceria entre o médico e o paciente precisa estar alinhada e ter bastante comunicação. Não basta prescrever um remédio e dar o tratamento por encerrado, é fundamental montar a prescrição com técnica, calma e muita individualidade. Ajustes são quase sempre necessários cm algum momento, pois a prescrição amadurece junto com a evolução do caso. Mesmo quando uma medida mostra um resultado desfavorável, isso também serve como fonte de informação e conhecimento acerca daquele organismo, levando a mudanças positivas no tratamento.

O antidepressivo vai transformar quem eu sou?
Pergunta complicada essa, já a ouvi muitas vezes e ainda não sei direito o que responder. O medicamento terá que ir lá para o seu cérebro, não tem jeito. Queria eu tratar depressão com um esmalte na unha do pé, mas a doença está lá para cima do pescoço, temos que conviver com isso. O remédio não mudará seu jeito de ser, seus gostos pessoais nem sua personalidade, pois isso, sim, é o que você é. O intuito do tratamento é alterar quem você "está", certo? Para tanto, é fundamental que o medicamento mude seu modo de sentir, mude o viés melancólico pelo qual você tem acompanhado a vida, melhore sua resposta ao prazer, eleve sua autoestima, lhe dê disposição e assim por

diante. Ele vai lá na sinapse, o espaço microscópico entre seus neurônios e faz com que essa comunicação melhore em algumas vias específicas. Se pensar bem, verá que quem mudou quem você "é" foi, na verdade, a depressão. Ela o transformou em uma pessoa diferente, complicada, de convívio penoso, obscura e difícil de agradar. O remédio chega com a missão grandiosa de trazer você de volta, pelo menos em parte, da melhor forma possível, para que você possa promover as outras mudanças que o deixarão inteiro, e que um dia talvez o façam prescindir do medicamento. Claro que o remédio precisa mudar você, alterar esse seu novo "eu", buscar o retorno à normalidade.

Alguns pacientes em uso crônico de antidepressivos relatam que se sentem menos emotivos, menos reativos aos eventos da vida, algo diferente da depressão que sentiam antes. Esse efeito não acontece em todo mundo, nem com todo medicamento, dose ou tempo de uso. Se isso acontecer com você, comunique seu médico para que ele faça ajustes na prescrição e no ritmo de vida (como faria com qualquer outro efeito colateral). Mas fique tranquilo, pois o medicamento não muda, de forma alguma, sua essência natural.

Antidepressivo vicia?
De modo geral, não. São medicamentos que exigem cuidados na introdução e na retirada, mas que não levam à dependência. Em saúde, definimos a dependência química como um quadro complexo marcado por francos sintomas de abstinência diante da redução da dose, com necessidade progressiva de aumento da dose para a obtenção do mesmo efeito. Pessoas viciadas apresentam fissura pela substância (desejo de consumo), centrismo (pensamento focado), elevação na frequência

e uso desmedido. Nada disso é visto com os antidepressivos, mas podem ocorrer sintomas desagradáveis quando há interrupção abrupta do tratamento. Isso decorre da ação do medicamento no cérebro, que passou por uma fase longa de adaptação. Por isso, o movimento de redução da dose deve ser lento e cuidadoso, sempre realizado com orientação médica, mas isso não define vício, de forma alguma. O paciente não fica com vontade de tomar o remédio fora de hora, nem precisa ficar elevando a dose para buscar um efeito de recompensa imediato. Na verdade, os antidepressivos têm ação lenta no cérebro, não batem na mente com velocidade nem dão prazer ou alívio efêmero de sofrimento, como acontece com as drogas que geram dependência psíquica. Por tudo isso, não recebem a categorização de "tarja preta", sendo seguros para o uso cuidadoso orientado por um profissional. O melhor momento e a melhor maneira de interromper o tratamento devem ser sempre discutidos com o médico que acompanha o caso.

Devo tomar remédio para o resto da vida?
Esse conceito de "resto da vida" é difícil de ser definido, pois só sabemos que algo durou o resto da vida quando a vida acabou e algo persistiu até lá. Mas a resposta a essa pergunta é: geralmente não. Os antidepressivos são usados por um tempo variável, a depender do número de episódios e do contexto de cada paciente. O tratamento costuma ser longo — no mínimo seis meses a um ano —, pois a chance de recorrência em tratamentos mais curtos é elevada. Para considerar que alguém está tratado, são fundamentais o seguimento e a estabilidade por meses, além da implementação consistente de mudanças no estilo de vida. Uma vez que o paciente e o médico se sintam

seguros para reduzir a dose, esse processo se inicia e prossegue com calma e observação. Muitos pacientes conseguem ficar sem medicamentos após um episódio depressivo, mas existem outros que apresentam retorno dos sintomas com a redução da dose, ou mesmo recaídas depressivas frequentes durante a vida. Nesses casos, o médico pode optar pela manutenção do medicamento como medida preventiva. Perceba que tudo dependerá da evolução de cada paciente. Sabemos que quanto mais recaídas a pessoa tiver, maior será a chance de ela necessitar do antidepressivo por tempo mais prolongado, eventualmente até pelo "resto da vida". Sabemos, por exemplo, que o risco de recorrência da depressão após um primeiro episódio é de cerca de 50%; após um segundo episódio o risco de recorrência sobe para 70%, sendo cerca de 90% para quem já teve três episódios depressivos durante a vida. Assim, provavelmente existem pessoas com tendência biológica maior à depressão recorrente, ou em contextos mais favoráveis a esse tipo de evolução, merecendo, eventualmente, um tratamento medicamentoso também entre os episódios.

Perceba que o foco do tratamento com remédio vai mudando conforme o desenrolar do caso. Inicialmente, o intuito é tratar o paciente, melhorar seus sintomas e trazer de volta sua qualidade de vida. Após essa fase a meta é manter a estabilidade por um tempo, para o cérebro se recuperar de forma consistente, e só então o alvo passa a ser o risco de recaída e o planejamento de retirada do medicamento. Seja como for, a retirada dependerá da presença ou não de psicoterapia, do número de recaídas, do contexto geral de vida implementado. É por isso que superar a depressão não é apenas superar os sintomas, mas sim mudar as condições que levaram ao início e ao aprofundamento do processo.

Posso interromper o uso caso eu me sinta mal?

Medicamentos antidepressivos só devem ser interrompidos sob orientação médica, preferencialmente com a opinião de quem os prescreveu e acompanha o caso. Alguns sintomas colaterais podem ser contornáveis com ajustes de dose, mudanças de horário ou mesmo com a associação de algum sintomático ou medida não farmacológica. A adaptação ao remédio e as novas doses exigem paciência e parceria entre o médico e o paciente. Recomendamos sempre que o paciente seja cuidadoso com a aderência ao medicamento; ele deve ser tomado diariamente por volta do mesmo horário, sempre no período do dia orientado pelo médico. Alguns antidepressivos são dados preferencialmente pela manhã, sendo que outros são dados preferencialmente à noite, por exemplo. Não tomar o medicamento com regularidade pode gerar algum desconforto, pois o cérebro lê essa falha como uma interrupção abrupta. Outro problema de esquecer o remédio é que ele depende de tempo para funcionar, tem efeito cumulativo, que pode se perder, em parte, caso o paciente deixe de tomá-lo por um ou dois dias. Nesse caso, a adaptação volta aos estágios iniciais. Sempre recomendo que o paciente tenha ferramentas para se lembrar do remédio, pois só quem toma comprimidos cronicamente sabe como é difícil lembrar-se da dose em 100% dos dias. Ajuda muito colocar um alarme no celular e deixar o medicamento à vista ou próximo a objetos de uso pessoal. Também recomendo manter um comprimido na carteira, no carro ou no ambiente de trabalho, para corrigir eventual esquecimento de dose durante o dia.

Além da interrupção abrupta em caso de mal-estar, outro equívoco comum é o paciente parar de tomar o remédio quando está se sentindo bem. O tratamento do episódio depressivo só estará concluído quando algumas metas forem alcançadas:

- O paciente está bem, sem sintomas residuais.
- O tempo de tratamento e a estabilidade clínica foram adequados (mais de seis meses).
- As mudanças no estilo de vida foram implementadas.
- Os gatilhos estão administrados.
- O contexto de vida está favorável.
- A chance de recorrência é baixa ou aceitável.

Cumpridos todos esses critérios, o médico vai refletir sobre a redução e a retirada do medicamento.

Como esse medicamento age no meu cérebro?

O mecanismo de ação dos antidepressivos varia. A maioria deles tem seu mecanismo parcialmente compreendido, havendo ainda alguns pontos de discussão. De forma geral, eles atuam na comunicação dos neurônios, que são as células mais importantes do cérebro. Os neurônios se comunicam e formam redes, e essa comunicação depende de eletricidade, da química e da ação de transmissores, ou mensageiros. Um neurônio não encosta no outro, mas chega bem pertinho, e fica um espaço entre eles chamado de sinapse. Nesse espaço é que age a maioria dos antidepressivos conhecidos. Por isso, dizemos que a substância altera a comunicação de determinadas redes, fortalecendo e realçando seus efeitos físicos e emocionais. Esses mensageiros cerebrais saem de um neurônio, percorrem o espaço da sinapse e ligam-se ao neurônio seguinte, realizando a transmissão da informação. Existem vários mensageiros conhecidos, mas os mais importantes para esta discussão são a serotonina, a noradrenalina e a dopamina. Na depressão, essas vias parecem estar funcionando abaixo do esperado, pois o paciente se sente desanimado, entristecido de forma intensa e patológica, sem percepção de prazer e recompensa, etc. O remédio aumenta a ação desses mensageiros de várias maneiras, principalmente reduzindo a retirada do mensageiro (transmissor) da fenda entre os neurônios. Por isso, os principais antidepressivos são classificados como inibidores da recaptação de algum transmissor. Se algo inibe a recaptação, logo aumenta a presença e a função daquela estrutura. Mas existem outros mecanismos, tais como ação direta em receptores, inibição de outras estruturas que inativam determinada molécula, entre outros.

Quais os principais efeitos colaterais? Eles são reversíveis?

Existem vários efeitos colaterais possíveis, que variam de acordo com o medicamento escolhido, a dose, a forma de administração e as vulnerabilidades individuais de cada pessoa. A maioria dos pacientes tolera bem os medicamentos, principalmente em doses habituais e com cuidados na introdução. Os efeitos colaterais, quando ocorrem, tendem a ser leves e transitórios, desaparecendo com a manutenção do uso. São relativamente comuns as queixas de boca seca, alteração intestinal, atraso na ejaculação/orgasmo, tontura leve e suportável, agitação nos primeiros dias, entre outros. Efeitos colaterais mais graves são infrequentes, mas precisam ser reportados para que o médico possa tomar condutas pertinentes. Entre eles, temos alteração persistente da pressão arterial, sonolência intensa, desequilíbrio, alergias, vômitos, quadros de euforia, piora de pensamentos negativos, alterações visuais. Cada paciente é de um jeito, e isso vale para qualquer medicamento, não apenas para os antidepressivos, por isso é fundamental vigiar os sintomas e avisar o médico no caso de algo sair do esperado. A grande maioria de efeitos colaterais é reversível com correção de dose ou suspensão do medicamento (com recomendação médica), não havendo sequelas ou alterações permanentes. A bula desses medicamentos é complicadinha e do tamanho do Antigo Testamento; traz muita informação importante, mas pode influenciar negativamente pessoas muito sensíveis e sugestionáveis, pois apresenta (em meio às informações gerais) uma série de efeitos colaterais raros e ocorrências específicas de contextos diferentes daquele em que o paciente se encontra. Prefira tirar suas dúvidas com o médico, para que ele o oriente de forma individualizada.

Usar antidepressivo atrapalha a psicoterapia?
Não acredito nisso. Considero os dois tratamentos muito positivos quando bem indicados e bem aplicados, sendo uma ótima opção combiná-los. A psicoterapia ajuda no tratamento medicamentoso e o tratamento com remédio ajuda na psicoterapia. A pessoa bem medicada fica mais reativa, concentrada, animada, o que se reflete positivamente na interação com o psicólogo. Muitas vezes, o paciente muito ansioso ou gravemente deprimido tem um rendimento aquém do esperado, e o medicamento permite que o engajamento nas outras modalidades seja mais intenso e proveitoso. Da mesma forma, o suporte psicológico ajuda o paciente na adaptação ao medicamento, nas oscilações clínicas, na presença de um ou outro efeito colateral, etc. Com uma boa terapia o paciente demanda menos medicamento, tende a desenvolver ferramentas psíquicas para o enfrentamento de sintomas residuais e pode se ver livre do remédio com mais velocidade e por mais tempo. São duas modalidades complementares, sinérgicas, com foco no paciente e direcionadas para o fator biológico (cerebral) e o fator psicológico (emocional), cercando a depressão por todos os lados. Associando mudanças de estilo de vida, aí pronto, temos um tratamento ideal.

Posso beber enquanto estiver usando antidepressivo?
Essa pergunta eu também ouço muitas vezes durante o dia. Costumo contraindicar a bebida alcoólica associada aos antidepressivos (assim como faz a bula). O álcool é uma substância psicotrópica, que também age no cérebro e pode determinar sintomas sedativos, como desatenção, desequilíbrio e sonolência, eventualmente amplificando efeitos colaterais do medicamento. Além disso, o álcool é irritante gástrico e é metabolizado pelo fígado, outra coisa que pode atrapalhar no gerenciamento do remédio. Por vezes, notamos que o uso concomitante de álcool e antidepressivo leva a um desconforto maior com relação ao primeiro, com mais sensação de embriaguez e mais sintomas posteriores de ressaca.

No entanto, é claro que a interação entre o álcool e o medicamento é variável, dependendo do tipo de remédio, do horário de uso, da dose utilizada, do tempo que a pessoa está usando, da adaptação, do tipo de bebida, da dosagem/teor alcoólico, da velocidade de ingestão e absorção, da sensibilidade da pessoa ao álcool, entre outras coisas. Por isso, acho aceitável (na prática) que, em casos selecionados, o médico e o paciente decidam juntos o grau de restrição e os cuidados necessários em determinado contexto.

Existem pessoas que não respondem aos antidepressivos?
Sim. Felizmente, são uma minoria, determinando um subgrupo de pacientes chamados de refratários. Nesses casos é fundamental não jogar a toalha nem desanimar. O primeiro passo é revisar o diagnóstico. Às vezes o caso parece uma depressão, mas, na verdade, alberga outro transtorno de tratamento diferente, tal como um problema de personalidade, um transtorno afetivo

bipolar, ou mesmo outro problema de origem clínica, como alteração hormonal ou efeito colateral de um medicamento. Em casos com resposta ruim, também recomendo o encaminhamento para um especialista, de preferência um psiquiatra, se houver disponibilidade. Outro ponto importante é avaliar a aderência do paciente e as medidas associadas ao medicamento, como a psicoterapia e as mudanças do estilo de vida; se o engajamento for ruim, provavelmente o resultado será ruim também. A revisão de dose também é importante. Alguns pacientes "refratários" na verdade estavam sendo medicados com doses baixas de determinado medicamento, algo relativamente comum na prescrição de não especialistas, que, por falta de experiência ou insegurança, às vezes optam por conduzir o tratamento com doses menores.

Uma vez revisado tudo isso, ainda é possível que o paciente tenha mesmo depressão e não responda bem aos antidepressivos. Nesses casos, o médico vai avaliar a possibilidade de associar outras classes de medicamentos ou mesmo indicar outra terapia adicional. É comum a utilização de estabilizadores de humor ou mesmo antipsicóticos na tentativa de alavancar a ação antidepressiva da prescrição. Em casos bem selecionados, o médico pode lançar mão de testes que avaliam a forma de o paciente metabolizar os antidepressivos — chamamos o exame de teste farmacogenético. Esse teste ainda não tem cobertura do SUS nem da maioria dos convênios médicos, sendo um exame ainda bastante caro e de utilidade questionável na maioria dos casos e estudos. Seja como for, é um teste que busca predizer os medicamentos aos quais o paciente tende a responder melhor e aqueles aos quais tende a responder pior ou com efeitos colaterais mais exuberantes. É um caminho que alguns médicos podem seguir diante de casos complicados, refratários e com longa história de uso de antidepressivos.

Além do tratamento com medicamentos, existe também a possibilidade do tratamento com estimulação magnética cerebral (ou transcraniana). Essa modalidade, utilizada por alguns psiquiatras, visa estimular o cérebro através de ondas magnéticas emitidas por um aparelho externo, em sessões sequenciais. Não confundir essa terapia com a eletroconvulsoterapia (antigo eletrochoque), descrito adiante. A estimulação magnética cerebral é um tratamento indolor e não invasivo, feito sem anestesia, com pouco risco de efeitos colaterais e resultados variáveis, sendo geralmente indicada para pacientes resistentes ao tratamento clínico.

Outra modalidade de tratamento é a eletroconvulsoterapia (ECT), que é usada em casos bem peculiares, muito graves e geralmente não responsivos à medicação. Nela, o paciente é anestesiado e submetido a uma descarga elétrica breve, suficiente para causar um processo elétrico compatível com uma convulsão, vista apenas nos monitores, pois o paciente está sedado e em profundo relaxamento muscular. Apesar da imagem antiga que nos vem à mente (trazida por filmes e documentários) de um grande sofrimento, crueldade e dor, a técnica atual é muito mais tranquila, controlada, indolor e muito mais segura. A eficácia do procedimento justifica seu uso em casos bem selecionados, severos e que exigem rapidez na resposta. Em geral são necessárias várias sessões, que podem ser feitas em hospital ou mesmo em ambulatório. Entre as sessões o paciente pode, eventualmente, voltar para casa e seguir suas atividades. Esse tipo de tratamento é uma medida de exceção e deve sempre ser indicado e acompanhado por um especialista.

6º passo: Mantenha o controle e o acompanhamento

Uma vez diagnosticada uma depressão, serão estabelecidos os tratamentos iniciais e as metas de curto, médio e longo prazos. Não se iluda, prepare-se para uma batalha longa e equilibrada, com oscilações, eventuais recaídas, necessidade de ajustes e vigilância contínua. É bastante frequente que a resposta inicial (primeiros meses) seja interessante e positiva, que a vontade de ficar bom traga uma certa lua de mel com a patologia, pois as pessoas ficam mais unidas, engajadas e mais participativas no começo. Com o tempo, a doença pode testar sua resistência, e não é nada fácil manter o tônus na psicoterapia, tomar e manter o remédio diariamente por meses, lidar com os conflitos internos e externos que ressurgem das trevas de tempos em tempos. Tratar a depressão não é uma corrida de 100 metros. Por isso, é fundamental manter um bom seguimento clínico e psicoterápico, estar perto de pessoas capazes de lidar com os altos e baixos frequentemente observados nos transtornos de humor. Busque manter a rotina e o foco, não se iluda com os extremos nem com uma exuberante melhora repentina, e muito menos com momentos depressivos que possam surgir aqui e ali. Haverá certamente dias melhores e piores. O cérebro estará reaprendendo a funcionar. O processo de cura exige esse redimensionamento, essa nova vivência do bom e do ruim. Aproveite esse curso intensivo de si mesmo, pois esse só a depressão oferece. Não perca sua espiritualidade, confie na sua verdadeira natureza, que vai aflorar novamente no tempo certo. Mesmo a pior tempestade passa. Proteja-se da melhor forma possível, confie nas condutas e no tempo. Como diz o povo: "Nunca saberemos o quão fortes somos até que ser forte seja a única escolha".

PONTOS IMPORTANTES DESTE CAPÍTULO

- A depressão é uma doença tratável.
- Busque ajuda especializada.
- O tratamento exige mudanças de estilo de vida com novas formas de pensar.
- Atividade física, boa alimentação, controle do sono e gerenciamento do estresse são medidas fundamentais.
- A psicoterapia é medida eficaz e recomendada.
- Os medicamentos mudam a evolução natural da depressão.

CONSIDERAÇÕES FINAIS

Chegamos à reta final deste livro. Na verdade, dá um pouco de dó encerrá-lo, mas prefiro que seja assim, com um gostinho de quero mais — pelo menos do lado de cá. Sinto, neste momento, muita vontade de criar mais um capítulo, pedir mais um café e seguir adiante. Fico com a impressão de que o assunto está longe de ser esgotado, graças a Deus, pois a medicina é uma arte dinâmica, incompleta e sempre em construção, assim como nosso saber e nossas convicções pessoais. A humildade diante do desconhecido é o maior presente que o conhecimento traz. O assunto escolhido neste nosso encontro foi ambicioso, palpitante e inesgotável. Creio que conseguimos debater seus pilares, seus pontos mais importantes, mas deixamos espaço para complementos, aprofundamentos e novas formas de olhar. Ficarei feliz se tiver conseguido passar alguns conceitos que julgo serem fundamentais e centrais em qualquer reflexão sobre a depressão. Vamos a eles.

Depressão é doença

Não é variação da normalidade, nem fraqueza, tristeza reativa ou necessidade de atenção. É uma doença como a asma, a artrose, a hepatite, etc. A depressão é uma alteração orgânica do cérebro, ocorre no sistema límbico (emocional) e na relação deste com os lobos frontais (sistema racional). Deprimido, o cérebro sofre e se altera como um todo, alterando também o funcionamento do corpo. Os sintomas são inúmeros, e a intensidade é sempre forte o suficiente para perturbar a qualidade de vida do portador e de quem o cerca. Em casos graves, a depressão causa incapacidade franca e risco de vida, sendo a principal causa de suicídios pelo mundo.

Ninguém está imune à depressão

A depressão é uma doença democrática e muito frequente; uma a cada dez pessoas sofrerá com ela algum dia. Ela está por aí, nos quatro cantos do mundo, expressa em todas as raças, culturas e nacionalidades. É mais comum em adultos e em mulheres, mas ocorre em ambos os sexos e pode começar em qualquer idade, mesmo em crianças e idosos que nunca tiveram nada. Ela acomete todas as classes sociais e pode surgir absolutamente sem nenhuma razão aparente. Ninguém está imune a conhecê-la, dentro de si ou em um ente querido. Esqueça os estereótipos e seus próprios preconceitos acerca dos problemas emocionais, ajuste seus óculos e livre-se do daltonismo enraizado em uma sociedade com tendência à discriminação. Para se livrar da depressão é fundamental reconhecê-la, respeitá-la e buscar ajuda ampla e especializada.

A depressão se apresenta, mas nem sempre diz seu nome

A depressão é uma convidada indelicada. Ela chega sem convite, entra sem autorização e não costuma estender a mão nem dizer seu nome. É sorrateira e dissimulada. Às vezes chega fantasiada de outros transtornos, através de sintomas físicos (insônia, dores, tonturas, alterações intestinais), baixa de rendimento intelectual (esquecimentos, desatenção ou falta de criatividade), ou disfarçada de alteração no comportamento (isolamento, agressividade, mudança de personalidade). Os sintomas emocionais clássicos, como tristeza patológica, falta de prazer, culpa, ansiedade e apatia, estão quase sempre presentes, mas às vezes não são tão gritantes e evidentes a um olhar desatento e não treinado. Precisamos conhecer mais a linguagem do nosso cérebro emocional, atentando para as variações na expressão dos transtornos de humor. Infelizmente, muita gente sofre dentro de uma solidão silenciosa, desconhecendo a natureza do mal de que padecem. Muitos suicídios, por exemplo, ocorrem antes mesmo que qualquer diagnóstico tenha sido realizado. Sofremos calados, sem voz, inseridos em um mundo frenético, que segue em frente sem perceber e se compadecer de nossa dor. Precisamos de mais sensibilidade, cultura, conhecimento, diálogo e, principalmente, empatia.

A depressão aprisiona o seu portador

A depressão é uma espécie de prisão. Ela limita, controla e oferece uma única janela com uma visão estreita e horrível do mundo.

Lá a comida é ruim e a companhia também. Lá convivemos com nossa pior versão, a mais negativa, dolorosa e desesperançada. Alguém com depressão se sente incapaz, sem saída, vulnerável, não se enxerga no mundo e não partilha dos interesses de quem o cerca. Sem crítica adequada e sem poder de reação, o depressivo vira um alvo fácil. Uma vez doente, nada entra ou sai do cérebro sem ser contaminado pelo viés melancólico, por isso é preciso ajuda rápida e incisiva. Não dá para tratar com força de vontade nem apenas com fé, reduzindo o estresse ou fazendo um passeio legal. Já perdemos gente demais confundindo depressão com tristeza. Depressão é prisão de grade robusta, parede dupla, placa de ferro no solo, não se sai dela por um túnel cavado com as mãos. Ou se cumpre a injusta pena completa (não recomendo), ou se busca a todo custo conseguir as chaves (ferramentas de enfrentamento) para sair dela pela porta da frente.

Guerra é guerra

A depressão é uma doença agressiva e hostil, não dá para enfrentá-la com flores. Não devemos abrir mão de nada que possa nos ajudar na reação, devemos ir com o time A, completo, concentrados e prontos para uma guerra. Deve haver inúmeros pontos de revisão do estilo de vida, da forma de pensar, agir e se relacionar; vamos de medicamento, psicoterapia e do que mais se fizer necessário. Este não é o tipo de doença que dá para tratar apenas com uma cápsula e um caldo de galinha. Como existem confrontos em muitas frentes, como a causa do transtorno é multifatorial, a resposta precisa ser também abrangente e complementar.

Considerações finais

Arriscar o voo

A vida é um projeto complicado, ainda mais complicado se for uma vida pensante, como a de um ser humano. Ganhamos de presente um pouco de tempo, algum livre-arbítrio e um cérebro reativo ao prazer. Sem tempo não há vida, e nossa ampulheta segue sempre virada de ponta-cabeça, nos cobrando realizar e ser felizes logo, enquanto há tempo. Rifamos nosso livre-arbítrio em projetos e amarras sociais, abdicamos do voo livre, mais perigoso, trocamos por caminhos em cima de trilhos, estreitos e mais seguros, desempenhamos papéis e encenamos roteiros com uma ou outra improvisação. Escravos que somos do tique-taque da vida, a depressão acaba encontrando uma fresta e vem se espremendo para dentro da gente, com documento falso e com o aval do nosso desfavorável DNA. Adoecemos e perdemos nosso último refúgio de sobrevivência, perdemos a resposta ao prazer, sem recompensa e bem-estar, perdemos a capacidade de reparação e ficamos sem nada. Não se vence a depressão na defensiva, é preciso contra-atacar, retomar a funcionalidade cerebral e mostrar que entendeu o recado, que existe uma nova e mais saudável maneira de viver. Vencer a doença é somente empatar o jogo. Queremos a vitória, sair melhor que entramos, com novos projetos, novas posturas e uma nova prioridade, nossa saúde mental. Valorizamos sempre mais aquilo que podemos perder.

Está chegando a hora de nossa despedida. Não quis escrever um livro depressivo, e sim um livro sobre depressão. Espero ter conseguido, aqui e ali, segurar o ímpeto melancólico do teclado. A vida precisa e pode ser mais bem vivida. Esqueça tudo que conversamos, mas carregue isso dentro de você. Precisamos cuidar dos nossos mecanismos involuntários de defesa, agradecer toda a fantasia injetada por nosso cérebro e toda a sua capacidade de renovação, de superação de crises e de seguir apaixonado por si e por esse mundinho mais ou menos. Sem isso, somos insuficientes, não suportamos a vida. Precisamos de empenho consciente, comprometido e recorrente, de novos hábitos mentais em busca de motivos, ponderações positivas, razões e condições para seguir e ajudar quem conosco segue esta caminhada. Deixe os trilhos para os trens. Precisamos de coragem, autonomia e independência, precisamos correr riscos, arriscar o voo. Como disse Dostoiévski em *Os irmãos Karamázov*, "Somos assim: sonhamos o voo, mas tememos a altura. Para voar é preciso ter coragem para enfrentar o terror do vazio. Porque só no vazio o voo acontece. O vazio é o espaço da liberdade, a ausência de certezas. Mas é isso o que tememos: o não ter certezas. As gaiolas são o lugar onde as certezas moram".

Obrigado, meu querido leitor. Trilhar estes caminhos com você é sempre uma experiência incrível e realizadora. Dedico cada linha escrita, apagada, reformulada e imaginada a você. Deixo um pedacinho de mim por aqui, tanto dentro dos limites das palavras como na imensidão ao redor delas, tanto dentro da estrutura dura das linhas como na poesia que emana das entrelinhas, tanto nos trilhos limitantes do tema, como nas livres e deliciosas reflexões que ascenderam fora dele.

Até a próxima!

AGRADECIMENTOS

Fico muito feliz em poder lançar meu terceiro livro e gostaria de agradecer e dedicar esta obra a dois grupos de pessoas que tornaram este feito possível e o caminho agradável: o grupo da realização e o grupo da inspiração.

Grupo da realização

Obrigado a toda a equipe da Editora Alaúde por confiar no meu trabalho como escritor, mais uma vez. Ao lado de vocês tenho tranquilidade e liberdade, as duas ferramentas mais preciosas para uma obra autoral como esta. Sem vocês, minhas ideias vagariam sem rumo, sem prazos, sem método, e não semeariam à distância. Muito grato por mais esta parceria.

Obrigado especial à Bia Nunes de Sousa, coordenadora de todo o processo editorial desta obra. Ela foi a escolha perfeita, abraçou o projeto com a seriedade típica dos profissionais e com o entusiasmo caloroso típico dos que enxergam a vida pelo prisma do propósito, deixando sempre um tiquinho de amor onde tocam. Obrigado por imprimir aqui sua sabedoria, competência, experiência e bom senso, lapidando este material com graça e precisão, respeitando sempre a essência e a personalidade originais do livro. Foi uma honra trabalhar e aprender com você, e espero que possamos reeditar em breve essa nossa harmônica dupla.

Obrigado à equipe do programa *Mulheres*, da TV Gazeta. Sem essa exposição, tal material não seria viável. Vocês colocaram a neuropsiquiatria na grade da tevê aberta e levaram esse tipo precioso de informação para dentro da sala das pessoas. Sinto profunda gratidão e muito orgulho por ter participado da transmissão desse conteúdo nestes últimos sete anos. Fui criado como médico dentro de um hospital-escola, fico feliz em ter essa experiência de comunicação dentro de uma gloriosa tevê-escola, cheia de vida e de história. Destaco aqui minha gratidão especial ao diretor Ocimar de Castro, à diretora artística Marinês Rodrigues, à apresentadora Regina Volpato e à produtora Letícia Dongo.

Obrigado à minha secretária e braço direito, Débora Brustolin, que na verdade tem sido quase minha babá nestes últimos dias. Sem você, o médico não seria escritor. Você organiza, controla, ajusta e viabiliza minha carreira dupla. Tem sido compreensiva, se desdobrado em múltiplas tarefas e suportado minhas oscilações de humor. Que a vida continue te propiciando felicidades de todo tipo. Parabéns pela Clarinha! Que ela ilumine sempre o seu caminho.

Agradecimentos

Grupo da inspiração

Obrigado, Carina, meu grande amor e parceira de todas as horas. Este é mais um livro cheio de você. Com pitadas das nossas conversas e do nosso jeito de ver e sentir a vida. Você está em tudo, do motivo aos detalhes de execução. Obrigado por partilhar sua vida ao meu lado, pela construção da nossa família e por toda a sua influência intelectual e afetiva sobre mim. Tudo que eu faço começa e termina em você. Te amo.

Obrigado, Luiza, minha filha querida (agora com quase 7 anos). Boa parte da vontade de escrever esta nova obra vem de você. Sua alegria e doçura me contagiam, você é a versão da vida que dá certo, é a certeza de um futuro que vale a pena. A cada capítulo me vem à mente a lembrança de você entregando pão de mel na fila de lançamento, sua voz pedindo para guardar um livro autografado no seu quarto, sua queixa de que não dá para entender nada do que eu escrevo e seu interesse incessante em saber a cor da capa do próximo livro. Te amo em cada detalhe. Ser seu pai é o projeto mais espetacular da minha vida.

Alice, minha bebezinha linda (agora com 1 ano). Muito deste livro foi pensado com você no colo e escrito com você engatinhando entre minhas pernas, na varanda. Se ele tivesse trilha sonora, seria seu choro cobrando atenção, brincadeiras ou comida. Você é minha fonte atual de energia afetiva, límpida, pura e inesgotável. Você é um milagre da renovação do amor, capaz de resolver os problemas do mundo apertando os olhos, mordendo a própria língua e abrindo seu poderoso sorriso sem dentes. Te amo, filha. Agradeço à vida sua vinda e também dedico esta obra a você.

Obrigado aos meus pacientes, por depositarem em mim sua confiança, pelas aulas práticas de medicina, por partilharem suas dores, medos e preocupações, por abrirem sua mente e seu coração ao fechar da porta do meu consultório. Sigo adiante por vocês. Confesso que, cansado, frustrado e um pouco negativo, já fui dormir algumas vezes pensando que deveria existir uma forma melhor de viver. Mas nunca acordei pensando em ser outra coisa senão médico. Obrigado por existirem e por fazerem da minha carreira uma missão grandiosa. Lutaremos juntos nas trincheiras da saúde, com as armas nas mãos e um sorriso no rosto.

Obrigado aos meus leitores e seguidores, vocês são o objetivo final deste projeto, a razão de ser desta forma de comunicação. Espero, de coração, que tenham apreciado a forma com que este material foi desenhado. Foi um imenso prazer produzi-lo. Sou eternamente grato pelo carinho, pela disposição em conhecer meu trabalho e pelo interesse curioso por meus devaneios e reflexões. Não deixem de me enviar sua crítica, seu comentário e sua opinião.

A todos vocês, mais uma vez, o meu muito obrigado!

Leandro Teles

SUGESTÕES DE LEITURAS COMPLEMENTARES

BARBOSA, Ana Beatriz. *Mentes depressivas: as três dimensões da doença do século*. São Paulo: Principium, 2016.
MORENO, Ricardo Alberto; Moreno, Doris Hupfeld; Bio, Danielle Soares; David, Denise Petresco. *Aprendendo a viver com o transtorno bipolar: manual educativo*. São Paulo: Artmed, 2015.
_____; Cordás, Táki Athanássios; Nardi, Antonio Egidio. *Distimia: do mau humor ao mal do humor*. São Paulo: Artmed, 2002.
SOLOMON, Andrew. *O demônio do meio-dia: uma anatomia da depressão*. São Paulo: Companhia das Letras, 2002.
TELES, Leandro. *O cérebro ansioso: aprenda a reconhecer, prevenir e tratar o maior transtorno moderno*. São Paulo: Alaúde, 2018.

SOBRE O AUTOR

Leandro Teles é médico neurologista formado pela Faculdade de Medicina da Universidade de São Paulo (FMUSP) em 2006. Cursou sua especialização em neurologia clínica no Hospital das Clínicas da Faculdade de Medicina da Universidade de São Paulo (HC-FMUSP), entre 2007 e 2010. Foi preceptor do departamento de neurologia do HC-FMUSP entre os anos de 2011 e 2013, tendo ministrado mais de cem aulas para o curso de Medicina da USP, sendo homenageado pelos formandos em 2012. Ao lado de sua atividade assistencial, prestou consultoria na área de saúde para diversos meios de comunicação, como tevês, jornais, revistas e sites especializados. É colaborador fixo no programa *Mulheres*, da TV Gazeta, no qual aborda temas de neurologia e neuropsiquiatria desde 2012. É membro efetivo da Academia Brasileira de Neurologia (ABN) e autor dos livros *Antes que eu me esqueça* (Alaúde, 2016) e *O cérebro ansioso* (Alaúde, 2018).

Site: www.leandroteles.com.br
YouTube: Neurologista Leandro Teles
Instagram: @neuroleandroteles
Facebook: /Neurologista Leandro Teles

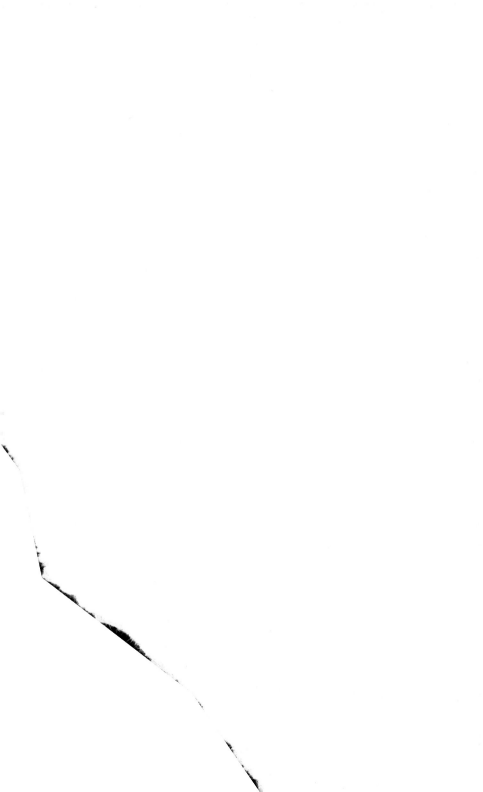

Compartilhe a sua opinião
sobre este livro usando a hashtag
#DepressãoNãoÉFraqueza
nas nossas redes sociais